suncolor

suncolor

向殘酷的仁慈說再見

一位加護病房醫師的善終宣言

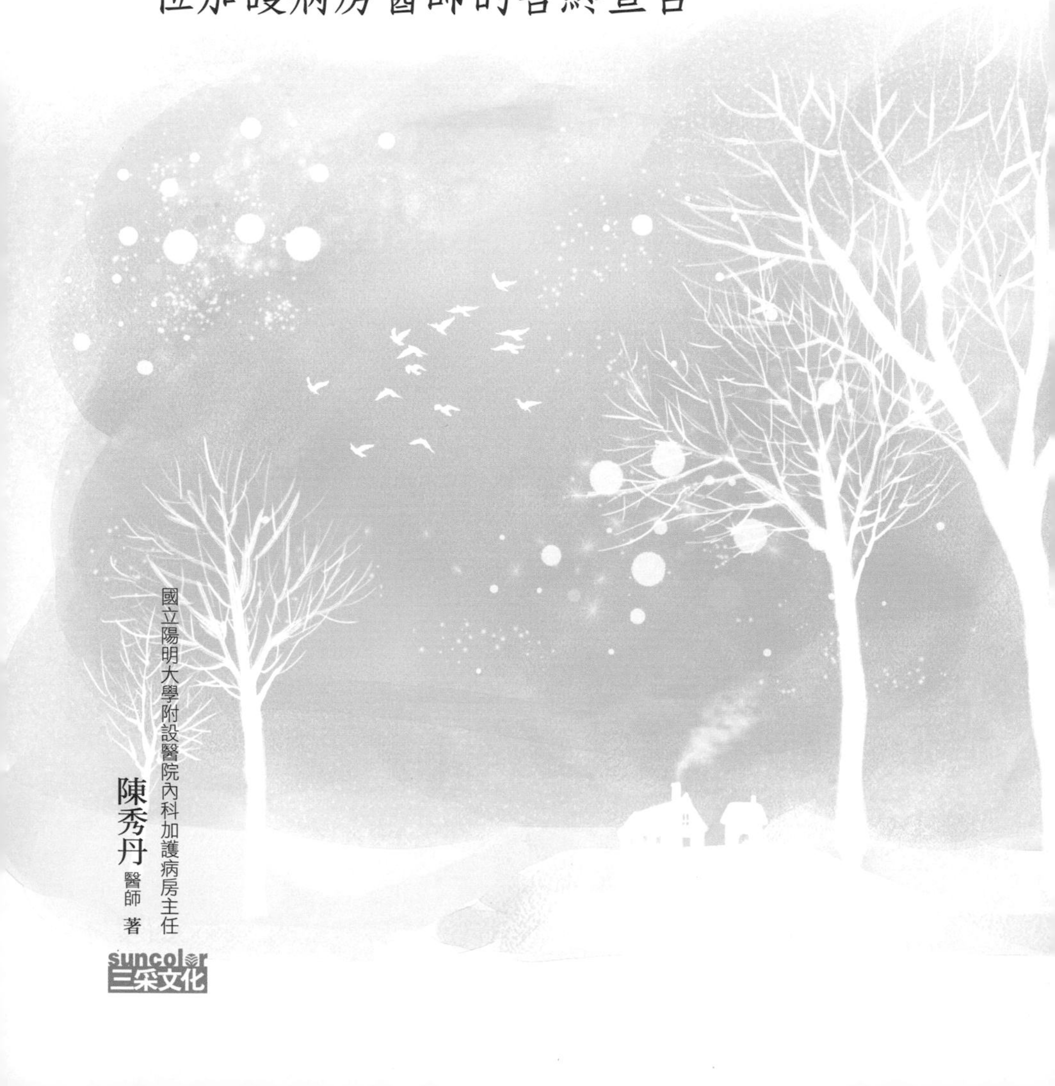

國立陽明大學附設醫院內科加護病房主任
陳秀丹 醫師 著

suncolor
三采文化

各界佳評

（依推薦人姓氏筆劃排序）

一篇篇真實而震撼的文章，只有親身經歷才能如此細緻地描述，亦只有熱愛生命的醫師，才能勇敢地為病人爭取生命最後的尊嚴。

——花蓮慈濟醫院心蓮病房主任　**王英偉**

身為加護病房的醫療人員，每天為許多重症的病人服務，雖然可讓大部分的病人康復出院，但仍然有部分病人是無法逃出死亡的最終歸宿。目前大部分的臺灣人對於死亡仍然無法直接面對，很少人能於生前先立遺囑，並規劃自己的死後喪葬事宜，當死亡來臨時，家屬就無法遵循遺囑作處置，導致無效的醫療一直使用，延長無意義的生命，讓病人的痛苦延長，家屬也因此拖累。目前臺灣雖有安寧病房的成立，而且也有「不急救」或「不插管」等治療的選項，但善終的觀念仍不普及，因此，就無法如先進國家有「安樂死」的法律，讓某些病人可「安樂死」。我的學生陳秀丹醫師以宗教家的慈悲心懷，加上優良的醫術，將她近年來在親人與醫院親身經歷病人死亡的過程，對現行醫療體制與病人家屬面對死亡的省思有很生動的描述，尤其是呼籲醫療人員不僅要救人，也要讓病人善終，更是值得所有醫療人員深思。當然只有醫療人員的努力，整個社會大眾對死亡觀念的改變，並接受不要延伸無效醫療，「加護病房醫師的善終宣言」才能發揮其最大的功能。相信看完《向殘酷的仁慈說再見》一書後，應會認同善終的觀念。

——臺北榮民總醫院呼吸治療科主任　**王家弘**

我與陳秀丹大夫結識十多年了，陳秀丹大夫醫者父母心，一向本著菩薩心腸的她，在加護病房多年以及安寧病房照護的豐富臨床經驗，以短篇故事結集成書，分享多年來身心靈照護的專業知識，提供我們作為照護親友以及專業醫事人員的最佳典範。尤其書中特別提到〈我的母親——永恆的關愛〉一文，最令人感佩不已。陳大夫的母親因腦血管瘤破裂大量出血，若冒然開刀恐成植物人，陳大夫毅然決然放棄無效的醫療，秉持著「愛她就要讓她好好地走」，於是母親就這樣很有尊嚴地走了，並且在念佛聲中莊嚴地往生佛國淨士，這是需要有大智慧和大勇氣的人才做得到。閱讀本書可以端正心態，讓我們知道如何照護並善待即將走到生命盡頭的親友，因此我特別推薦本書是一本一生當中非讀不可的臨終關懷書籍。

——佛教蓮花臨終關懷基金會董事　**吳大仁**

善終宣言——讓即將往生者承受最少痛苦並維護其尊嚴，是值得推展的方向。熟識陳秀丹醫師多年，佩服她勇於將內心體驗與對尊重生命的實踐集結成書，挑戰當今社會面對臨命終者的治療迷思，衷心向大眾推薦這本書。

——臺北榮民總醫院麻醉部主治醫師　**宋俊松**

「救傷治病」是醫師的天職，若病人不治身亡很容易被視為醫療的失敗；事實上，目前的醫療科技仍有許多極限，末期癌症、植物人等棘手問題的研究尚待突破，此類病患若因心跳停止，學理上屬於ＤＮＲ（不必急救），但執行不易，病家總有人寄望奇蹟的出現，要求醫師執行無效的醫療行為，以致消耗許多醫療資源於生命的最後六個月，卻無助於病人之生活品質。陳秀丹醫師長期投入加護病房之臨床工作，以其敏銳的觀察力領悟了生命結束的深層意義，撰寫成書，強調有尊嚴的死亡勝於苟延殘喘，值得醫護師生以及一般民眾參閱，本人鄭重推薦。

——國立陽明大學醫學院院長　**李建賢**

有一次聽陳秀丹醫師演講：「我們很恨一個人，會罵他不得好死。可是我們在加護病房和一個病人無冤無仇，卻常常讓他不得好死。」這句話驚醒我去深思一個醫師存在的目的到底為何？到底醫師最大的敵人是病人的死亡？還是病人的痛苦？如果是選「病人的死亡」，那也簡單，拚到底就是了。如果是選「病人的痛苦」，那麼今天我們的所做所為就需要檢討了。陳醫師這本書敘述她在加護病房工作時，面對生死之間的一些故事，希望大家讀了，特別是醫護人員，能再深思一遍這個問題：「醫師最大的敵人是病人的死亡？還是病人的痛苦？」

——臺大醫院外科加護病房主任　**柯文哲**

陳醫師累積十數年加護病房經驗，親身經歷過無數個病床邊上演的真實故事，寫出發人深省的篇章，探討嚴肅的死亡課題。延續無效的醫療是無意義的。臨終時溫馨的陪伴，勝過無謂的救治。愛他，所以決定讓他安心平靜地走。

——中華民國防癆協會醫師　**索任**

陳秀丹醫師從人道的角度檢視臺灣目前疾病末期病人的臨終情形，結果發現有許多病人因為家屬的虛幻堅持而受盡折磨，不得善終。陳醫師於心不忍，乃撰寫這份善終宣言，希望家屬能因了解而拒絕無效的醫療；醫師在救人之餘也要注意病人的善終權益；健保局不能花全民的錢去做不人道的事等。陳醫師是菩薩心腸，這個宣言也切中時弊。希望全民都能重視這個重要的議題，畢竟每個人都會走這條路，也都不希望自己和親人不得善終。

——臺北榮民總醫院教學研究部醫學研究科主任　**郭正典**

陳秀丹醫師在加護病房服務十數年，雖然救人無數，但也看盡很多人臨終的痛苦，深深悟出善終的重要。本書正好詮釋我常說的：「大孝與大愛應是陪伴臨終家屬，協助其坦然接受疾病，安度餘生，安詳捨報往生。」

——臺大醫學院教授、佛教蓮花基金會董事長　**陳榮基**

本書述說人生重要的議題——「生命的終點」是每一個人必修的課程。書中感人的故事告訴我們如何做出正確的選擇，我鄭重推薦。

——臺大醫院外科主治醫師　**黃勝堅**

每個人都希望能夠善終，然而善終卻不是理所當然的結果！現代醫療的高度發展，加上法律枷鎖的虎視眈眈，已經為每一個人的善終擺下重重的障礙。在阿丹醫師的書中清楚地描繪讓我們看清：能排除這些障礙的，就是「愛」，以及能預先與家人討論、預作決定的「智慧」。自己的善終，自己要負責。

——臺中榮民總醫院緩和醫療中心主任　**黃曉峰**

死亡是人生最終難免的結局，以健康的態度來看待自己或家人的死亡是可以學習的。書中以各類故事告訴我們應該如何面對死亡。醫生在面對生命末期的病人時，通常會掙扎於「延長病人生命」和「減輕病人痛苦」之間。本書讓讀者對於生命價值有了重新思考的機會。

——東吳大學法律系教授 **潘維大**

善終的追求，需要醫療人員與病人家屬一起努力才能達成。醫療人員有責任提供好的臨終照顧計劃；病人則應對自己末期醫療期待做過思考與準備。透過每一個生命逝去的故事，期待能教導我們更明白死亡的意義與價值。

——安寧照顧基金會董事長、馬偕紀念醫院院長 **蔡正河**

「孩子，請你不要再救我了。」父親抗癌十三年後，眼見求生而不可得，彌留前無奈地對我如此囑咐，身為醫師、人子，無能再救治摯父，只能靜靜陪他走完人生最後一程。

多年來，每當午夜夢迴時，我常自問……如此處理父親臨終是否妥適，看過陳醫師的大作後，我心中的那塊石頭終於放了下來……

——蔡俊逸內科診所院長　**蔡俊逸**

優質的安寧緩和醫療是醫療界的願景，長期又優質的安寧緩和醫療是醫療品質的挑戰。陳秀丹醫師是重症醫療的良醫，是安寧緩和醫療的尖兵，更是病人晚期生命的天使。本書字字句句滴落人性尊嚴的光輝。

——臺北醫學大學．雙和醫院副院長　**賴允亮**

在一個偶然的機會裡，我們同時應宜蘭蔡俊逸醫師的邀請同台演講，當我聽了她對於重症病患照顧的經驗分享後感動萬分，在這個領域工作耕耘實在不是一件輕鬆的事，如果不是有超凡的使命感、菩薩般的慈悲心，還有濃烈的醫療革命情操，這種工作是無法做下去的，有幸被邀請寫序當然義不容辭。陳秀丹醫師從她的專業角度，提醒盡速修法，讓醫師有權利站在病人最大的利益來考量，不做不當的醫療，讓無法救治的病人可以自然往生，求得善終。另一方面，本書也借用陳秀丹醫師的眼睛看到，明知急救成功沒死的病人也會成為植物人，但很多人也許是無知、也許是情急之下不顧一切、也許是自私或虛假的孝順，要求或逼迫醫生做出對病人最不利的急救，讓病人在無意識下受到無情的摧殘和無盡的折磨，最後還是離開人世。藉由本書我們也應該深思，臨終陪伴的溫馨比無謂的急救更重要，我佛慈悲讓臨終病患保有善終的尊嚴和權利吧！

——台北旅店管理顧問公司董事長　**戴彰紀**

愛，是幸福快樂的動力；愛，是痛苦恐懼的根源。愛自己所愛的，得到了，是快樂的、興奮的；自己所愛的，起了變化或失去，情緒是不安的、痛苦的。人，最愛的是自己，進而延伸到愛與自己相關的一切人事物，所以，我及我所有的一切，增加或減少、強壯或虛弱、生離或死別，日常生活中情緒就經常隱隱約約地不安！最愛的自己，眼看要離開親人了，離開自己所擁有的一切，離開這個世界，不必無奈，不必痛苦，因為愛自體，有今生的自體愛，有來生的自體愛。來生的自體，莊嚴美麗，環境清淨，皆由今生行善的總和塑造出來。想到來生的自體與環境，都比現前的更美好，就要帶著歡歡喜喜、快快樂樂的心情，前往辦理移民天堂，移民到極樂世界的手續。出生，世間的一切痛苦，隨時跟著出現，不知為何要恭喜？死亡，移民到天堂，移民到極樂世界，光明美景就在眼前，心念一轉就到，何苦之有？愛今生，更要愛來生，臨終，是衝向美好世界的起跑點。陳秀丹醫師，一生奉獻於加護病房，照顧臨終的患者，令人敬佩不已，僅略就「愛」的正確方向數語，作為其新書之推薦序。

——人間福報發行人　**釋心定**

【具名推薦】

三采文化出版集團創辦人　**張輝明**

三采文化出版集團副總經理　**劉淑美**

臺北榮總急診部內科主任　**顏鴻章**

【推薦序】

生命，要有意義；死亡，要有尊嚴

行政院衛生署署長
楊志良

這本書的作者陳秀丹，是一位重症病房醫師，她透過自己從醫多年的親身經歷，以說故事方式，道出了讓臨終之病人有尊嚴離開的重要性。

她摯愛的母親於瀕臨死亡時，家人因不忍心她在生命末期，沒尊嚴地飽受折磨，於是共同決定放手，但仍遭到來自於世俗眼光的壓力。「因為大家太愛她，所以決定讓她走」，身為醫療現場的醫師，她道出其內心的省思。

如果已走到了人生盡頭，放開手讓他有尊嚴地走，幫助他少一點痛苦，早一點解脫，才符合他自己最後抉擇，這就是衛生署推動安寧療護所秉持的理念，也是世界潮流，隨著民智日開，願接受這種服務的人正在快速增加，能提供這種服務的機構亦日見普遍。這本書可引發您深切的思維：處在健康的歲月裡，必須努力珍惜一切，面臨生命的終點時，必須懂得如何放下。全書雖非字字珠璣，但是內容篇篇感人，值得大家一讀，特別推薦給您。

【推薦序】

醫師說故事

國立成功大學醫學院教授、臺灣安寧療護推手　趙可式

一九九五年時，臺灣的方智出版社，翻譯了當時在日本轟動一時的日籍山崎章郎外科醫師所寫的《且讓生死兩相安》著作，顛覆了人們認為重症病人一定要「救到底」的觀念。山崎章郎醫師是因為到英國學習了安寧療護的專業，回日本之後擔任一家安寧病房的主任，他將許多動人的真實故事寫入書中，不但影響了日本的文化，對臺灣文化也造成衝擊。臺北圓神出版社於一九九四年時，翻譯了山崎醫師的另一本著作《一起面對生死》，同樣膾炙人口，對現代「過度的醫療」提出省思與修正，也對日本與臺灣兩地的醫療文化造成革命性的影響。

我一直在想，臺灣的醫師每天診療這麼多病人，也有成千上萬的真實故事，為什麼不寫出這些病人的真實經歷，以作為其他病人殷鑑呢？現在終於等到了！我的好友陳秀丹醫師，十數年來在加護病房中治療及陪伴生死中掙扎的病人與家屬，這些血淚換來的教訓可以幫助許許多多類似的案例。秀丹醫師現在正帶職進修國立陽

明大學的公共衛生研究所法律與政策組，她的親身經歷，更可以幫助我們的國家建立更符合人性的善法。這本《向殘酷的仁慈說再見》一定會比山崎醫師的著作更能貼近臺灣文化，更影響臺灣社會。

秀丹醫師的生命故事先從她自己的父親與母親說起，她怎樣用自己的醫療專業與無比的孝愛協助父母安詳善終。之後的故事穿插著許多「歹終」的案例，尤其是經過急救後變成植物人，插上人工呼吸器躺在「呼吸照護病房」（ＲＣＷ），數年或數十年的病人，真是如同人間地獄般折磨痛苦，所以才有家屬怨恨醫師當初為何要救病人？而醫師呢？明知病人救不活，或者即使救活了，也是躺在ＲＣＷ中，生命只剩下管子與機器相伴，卻仍行禮如儀地施救，甚至因用力為病人心臟按壓，而導致醫師自己的腰椎骨折，痛了十多年，而醫師卻說：「我也不想壓啊！是病人的兒子不放棄啊！」這種四輸的狀態為什麼一再上演呢？病人輸——受盡折磨，最後仍免不了死亡，卻是歹終。家屬輸——眼見病人受苦的遺憾與悔恨。醫療人員輸——違背醫學倫理的行善原則與不傷害原則。國家輸——無意義地浪費寶貴的醫療資源。沒有一人是贏家，但是臺灣各個醫院，卻仍每天上演著同樣的戲碼。

本書有著許多一般人不知道的重要知識，例如病人辭世之前可能會有「臨死知覺」（Death awareness）。一位好醫師，如秀丹醫師，會在病人的診斷及預後（健康狀況的預測）確立後婉轉告知病人病情，並協助預立生命晚期的照護計畫（Advance Care Planning）。在病人已達瀕死階段時，除了促進病人舒適的藥劑外，其他胃管灌食及點滴等都應該撤除。先進國家的研究，病人最好能「臨終脫水」（terminal dehydration），才會使病人感覺較輕鬆。臨終時還要插胃管強迫灌食及打點滴灌水，會使病人全身水腫，增加許多負擔，甚至連呼吸都累。

秀丹醫師在書中描述了紐西蘭的人性化醫療，她於二〇〇九年時到紐西蘭的醫院觀摩，感慨頗深。眼見一個文明的國家，既不會「醫療不足，草菅人命」，也不會「醫療過度」，使人被醫療十八般武器折騰得「求生不能，求死不得」。希望本書能廣為宣傳，人人都要讀，以便「總有一天等到我」時，能享有善終的權利。

【推薦序】

最圓滿的結果

國立陽明大學附設醫院院長　唐高駿

我在接受住院醫師訓練的時候，自認熟悉所有的急救技能，天下沒有C（心肺復甦術CPR簡稱）不回的病人，每一次急救，感受到病人肋骨在我進行心臟按摩時折斷，空氣中充滿了因多次電擊的烤肉香氣，最後看到監視器上病人的心跳回穩，滿意地出去抽根菸，紓解興奮緊張的情緒，偶爾有的病患真的醒來而且出院，然而大部分病患在使用維生設備幾天後就過世，有些成為植物人永遠沒有醒來。

那時候很少病人會簽署不施行心肺復甦術，作為一個醫師只知道全力救治。直到去了國外見到先進國家對生命的態度，隨著時間變遷成長，我了解到醫療的極限，醫師用現代科技勉強讓病人多活幾天所代表的意義。

過度無謂的急救，不但耗用了寶貴的醫療資源，更重要的是，當我們見到病人全身插滿管路，接著維生設備時，是否遵循著醫學倫理中「不傷害」原則？若病患表示他在臨終時不願意接受如此折磨，我們是否遵循了尊重病患自主原則？或許對病患而言，一個注定要走的人能平靜離開是一個最圓滿的結果。

陳醫師在加護病房服務十數年，是一位盡責有愛心的醫師，同時也是一位虔誠的佛教徒，本著大悲情懷在與死神戰鬥最慘烈的戰場，推行著善終的觀念。我支持她。

【推薦序】

一堂寶貴的「生命教育」課

國立陽明大學公共衛生研究所所長
周穎政

人只要活著都會經歷生老病死，也許我們還沒老去，也許我們還沒有生重病，但家中若有年事已高的長輩，我們會清楚病痛對身體機能都已衰退的老人家來說是多麼不舒服的一件事！仁厚的秀丹醫師藉由自身在加護病房的經驗，將這一篇篇應廣為人知的真實故事寫下，希望藉此加強社會大眾對死亡的認知，重視生命尊嚴，讓臨終的人依循著大自然的節奏，安詳自然地離去。

我很榮幸能幫秀丹醫師的書寫序，書中提到「愛他，所以決定讓他走」，這是多麼輕描淡寫，卻又深切沉重的一句話；秀丹醫師也在書中強調孝順就是要真正設身處地為父母著想，其中更包括了讓敬愛的長輩能有「善終」的權利！學者田立克說：「不計一切代價去努力延長病人死亡的時間，是一種殘酷的仁慈。」對於病情嚴重，已是藥石無效的患者，醫師應該要協助病人，讓病人在人生的最後旅程，能走得坦然、走得安詳，不要刻意去加工做無謂的急救，徒增痛苦。

秀丹醫師也點出現今臺灣醫療制度的浮濫，對於無效醫療並沒有良好的規範與限制，健保每年為此支出龐大的費用，全由全民買單，這是不對的！醫療資源要用在適當且對的地方，才能造福更多的人，死亡最深層的意義，就是要讓活著的人活得更好！

這裡每篇故事都涵括了秀丹醫師對病人的愛心、耐心與溫情，除了能讓一般大眾好好上一堂「生命教育」外，更適合醫護領域的人員閱讀，並教育他們重視醫療的倫理，是非常值得推薦的好書。

【推薦序】

讓愛真誠流動

大豐媒體董事長 戴永輝

「人生，從自己的哭聲中走來，在別人的哭聲中離去。」許多年了，偶爾從書上讀到的這句話，依然深刻地在我心底。生命的起點、終點，以及其間起伏無常的旅程，人到底能夠自己決定多少？體會多少？最終，領悟多少？或許，我們之中絕大多數，根本沒想過多少的問題，只希望能把每一天過得平安實在，這一生能過得寬心有尊嚴。其他，真的，順其自然吧！沒有人喜歡終點，所以大家也都習慣避談終點。但也沒有一個人躲得過它，凡生命終得面對，實則不得不談。人們總希望能繞過死亡這個令人生畏的詞彙，因此把它婉轉地訴諸於信仰、訴諸於哲學、訴諸於藝術，希望能從而獲得面對的些許智慧。然而，訴諸於醫學，或者更為直截了當，血淋淋的，訴諸於醫院——那十之八九的人，走到終點前必須經過的最後一站呢？

雖然每個人都難免隱忍著一絲難以言喻的小小願望，但願人生終於走到終點的那個時刻，能夠安然、釋然地放下，希冀著那個人生不得不迎接的時刻來臨的那一天，總還有一些讓人安慰的成分——譬如安詳。但在號稱醫學昌明的現代，諸多溫情煎熬的角落裡，處處也都看得到：談安詳何其不易？何其奢侈？

做為一位重症病房的醫師，本書作者陳秀丹，眼見無數病患和他的親友，是如何因為一絲難忍的不忍，或出自於一時補償的悲傷，而換來了之後更大的巨痛和懊悔，因此發下宏願，著書為文，以為社會觀念的導引。為此，作者不得不說出許多人，包括許多醫護人員，不敢說、不願說，或說不出口的話，這不能不說是作者的道德勇氣——尤其在台灣，這個對醫病關係、對末期病患的對待、對安寧照護的認知、對倫常聚散的觀念，仍有待撥雲見日的社會，這本書的出現並不容易。而我身為一位媒體經營者，眼見多少媒體是如何以傷害社會人心於無形的手段，作賤人性的尊嚴與崇高價值，拙劣地利用人的生存、生命與死亡，來換取商業上那些說來理直氣壯的數字，我因而更能對陳秀丹醫師的道德勇氣，倍感溫馨、倍感欽佩。

「人生，在別人的哭聲中離去」——謹祝願本書作者陳秀丹醫師的努力，能喚來社會更為廣大的共鳴，讓這社會能減少許多不必要的遺憾；讓必須告別的哭聲，不再夾雜更多因為錯誤的仁慈，而不幸淪入的殘酷的懊悔；也祝福每個看過這本書的人，更懂得為自己、為自己摯愛的親人，義無反顧地緊握住每個當下的真愛。

且讓愛真實流露、真誠流動——我相信，這也是作者以她「接待死亡」的直接見聞，最希望藉由本書表達的中心主題。

【推薦序】

別在慌張中留下遺憾

《靈界的譯者》作者　索非亞

某個週間的深夜，在半夢半醒之間被帶到車上，被搖醒後眼前出現一座靈堂，雖然我還不確定身處哪個鄉鎮，但已經很熟練地走到案前奉上一炷清香，敬請往生者能來到我面前交代身後遺言，身旁照例總跪滿許多家屬，殷切的眼神希望我能盡快與往生者溝通上，有時候能順利與成為無形的死者溝通上，協助轉達一些隻字片語及完成未竟事宜，以寬慰亡者；但很多時候卻徒勞無功，我只好代表亡者「留言」，說一些大家都能想像到的言語，這時候是寬慰家屬比較多。

有時候我也去病房探望，家屬試著在專業醫療以外尋求另類療法，很遺憾地，電影與民間故事中的奇蹟不常發生在現實生活中，死亡是病人也更是每個人若干時間後的最終歸宿；那時候我的年紀不大，就學會在那生死交關的場面不能說錯話，然而眼前卻時常出現一幕幕的荒謬：為何不在健在時交代自己身後事，而是讓個陌生的孩子做決定？為何癌末患者時日不多，卻只有自己不知道，而沒有機會與親友道別？又為何四肢開始發黑的亡者，還得任憑醫護人員插管、電擊導致骨折、鮮血四溢？這不能叫拯救生命、而是在損毀屍體！

讀了陳醫師這本書，過往的總總不停浮現在我眼前，彷彿又有個家屬在問我父親是該火葬或土葬？又想起有個痛哭流涕的女兒懇求我已經昏迷的母親能否再有痊癒的可能？時常我認不出靈堂上的照片與往生者大體是否為本人？因為許多人在病榻上早已被折磨得不成人形，此時刻我更想反問家屬：何以自己都不知道年事已高的父母想要怎樣的喪禮或者有什麼掛心之事？何以早知健康無法復原，卻要強加各種侵入性治療，只為了延長幾週的壽命？更有甚者是讓親人只剩一個軀殼而孤零零留在安養中心或醫院直到死亡？

死亡是我們國人所避諱的，卻是無人可避免的，與其在慌張中留下遺憾，民智已開的我們，何不把握能努力的現在？陳醫師分享給我們的故事，也很可能會是你我家庭未來將會面對的，我們不該錯過思考生命中最終的功課。透過本書誠懇的分享與呼籲，希望能喚起讀者再次思考生命的真諦，讓我們的人生不要有本來可以避免的遺憾。

【作者序】

宣揚愛的故事，推廣善終的理念

陳秀丹

從醫以來，每日見聞大多是病人的痛和家屬的憂，當病人情況改善、康復出院時，是大家最感欣慰的事。但遇到確定無法救治，或即使存活生活品質也很差，卻要勉強救治，實在讓醫護人員憂心如焚與深感無奈，就像明知前面的道路佈滿荊棘，懸崖就在路的盡頭，卻要眼睜睜地看著病人與家屬一步步爬向痛苦的不歸路。

記得還是住院醫師時，我的恩師王家弘主任的老師翁仁田教授從美國回臺演講，他說：「如果預期這個新生兒七日後會死，請你現在讓他死。」此話一出，在場的醫師與呼吸治療師馬上安靜下來，一位畢生致力於新生兒呼吸照護的學者專家，他發明了新生兒的非侵入性呼吸器，由他口中說出這樣讓人動容的話語，他的內心一定是感受到生命的有限與醫療的極限。是多麼大的愛，讓這位老教授語重心長地說出內心真誠的吶喊——他不希望小小的生命受折磨。

維持生命是要花錢的，即使錢不是問題，病人生活的品質與尊嚴、家屬面對罹病親人內心的煎熬，更不是錢所能衡量。很不幸，窮困與疾病常常相互伴隨，在臺灣，常有「一人住院，全家跑醫院」的情況。護理之家的住民，很多是意識不清、身上有著氣切管、鼻胃管、導尿管，甚至患有多處褥瘡的可憐人。呼吸照顧病房更是人間煉獄，病人四肢攣縮變形、舌頭吐出、口水、痰液沾溼胸前，終日躺在病床上使用呼吸器；我不知道病人為誰辛苦，醫療人員為誰忙？是什麼樣的醫療制度、什麼樣的家屬與社會價值觀，讓這類病人平白受苦，而社會大眾也間接受到拖累。行醫多年，我不願做凌遲病人、延長病人痛苦的那隻手，也要呼籲社會大眾：立法保障醫師可以名正言順地捍衛病人的最大利益，醫師有權利也有義務要保障病人的生活品質與尊嚴，善終是醫療人員和家屬送給末期病人最大的禮物與承諾。

什麼是愛？什麼是孝順？愛和孝順是日常生活就得做的事，一通電話、一束花、一個擁抱乃至為父母親剪個趾甲、梳個頭，這些小事都比日後花大錢為老人家辦後事更有實質的意義。父親的往生，我才領悟到做人子女的自私，我是那麼地自私，想要擁有父親陪伴，卻沒有辦法分擔父親所受苦痛的千分之一、萬分之一。

「以前沒有好好孝順老人家，現在要好好照顧他，即便花光老人家的錢也不在乎。」每當聽到這類的說詞，總是令我難過又氣憤，如果老人家是意識清楚、活動自如的，我會勸他們好好地玩、好好地享受人生，錢用在自己身上，免得死後成為不肖子孫爭產的禍根。但是，如果老人家已是生命末期，卻要極力地延長死亡時間，那是拿老人家一生辛苦賺的錢來折磨老人家，這不是孝順，是凌遲、是愚痴。好好地活在當下、認真地過每一天，該工作就工作，該享樂就享樂，該說「我愛你」、「謝謝你」請不要猶豫、不要吝惜。人生無常，好好地對待周邊的人，就好像明天就要別離一樣。如果凡事說清楚講明白，事先做好往生的準備，當死亡到來時，就不會怨恨與害怕。家屬也才能依據往生者生前的意願，做最適當的安排，家人溫馨地陪伴臨終者，讓他較沒有痛苦地走，這是對往生者無限的關懷與祝福。死亡不是消失，而是另一種方式的存在，至少往生者的愛永遠存在愛他的人心目中。

認真地看待死亡這件事，從死亡的過程中學習人生的道理，這將使得活著的人，活得更好，而往生者的死亡也才更有意義。

感謝趙可式老師等前輩們為推動臺灣安寧療護運動的辛勞，感謝一路走來教導我的老師們。謝謝唐高駿院長的大力支持，同事們的容忍與提攜，讓我擁護急重症安寧療護的理念，得以從宜蘭醫院（陽大附醫的前身）做起，並在臺灣安寧照顧基金會的安排下到各大醫院演講，分享理念與經驗。感謝我曾照顧過的病人與家屬，是他們的痛苦、愛與淚水，促使我必須更努力地往前走，把愛的故事宣揚出去。

今年五月我應學長蔡俊逸醫師邀請，到金車酒廠演講。三采文化副總經理劉淑美女士剛好在場，她聽完了之後說：「這麼好的理念，只讓這些人聽，太可惜了，妳應該出書，讓更多的人看到，讓好的理念可以快速宣揚。」當下我並沒有答應，因為我真的太忙了。幾天後，學長受託再度誠摯邀約，我感受到三采文化的急公好義與慈悲心，要將善終這個理念推廣到社會大眾，我不能再用任何的理由拒絕。感謝三姊秀琴這幾個月來犧牲假期到我家幫忙整理稿件，我先生笑稱她是「拋夫棄子又棄孫」，如果沒有三姊的鼎力相助與家人的通力合作，我是不可能那麼快完成這本書的。

期盼所有的醫療人員、法律制定者、社會上的每一個人，認真看待生命末期的醫療問題，就維生設備的不給予和撤除做深度的了解，以期改善現況，向「殘酷的仁慈」說再見，以保有醫療的核心價值——尊重自主、行善與不傷害，讓有限的醫療資源得以合理地分配。

二〇一〇年十月於臺北

目錄

第二章

愛他，所以決定讓他走

| 目錄 |

第三章

無效的醫療，不要再延伸

第四章

醫師不只要救人，也要讓病人保有善終的權益

附錄

關於人生最後一件大事，你不能不知道的常識

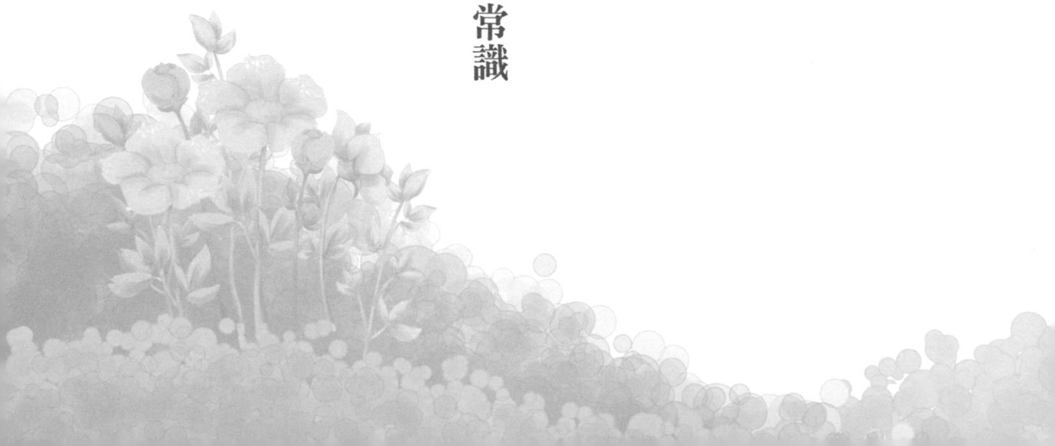

第一章
Chapter 1

生命的最後一天，你希望有誰陪伴？

故鄉慈祥的老爺爺

經歷了我所深愛的老爺爺往生的過程，
對當時還未上小學的我，帶來很大的震撼
——原來人是會死的，而且是很突然的！
我開始擔心我的父母親，
會不會像老爺爺那樣有一天突然就走了？

我出生於苗栗縣苑裡鎮南勢里火炎山下，鄰近大安溪河畔的小農家，在我家後面住有一戶大戶人家，大家長是一位慈祥和藹的老爺爺，老爺爺常常背著小孫女在村子裡隨處逛逛；對於從未見過祖父母及外祖父母的我，非常羨慕那些有爺爺奶奶疼的小朋友。老爺爺遇到我時，經常會笑著摸摸我的頭，並拿幾顆「柑仔糖」給我。在那個貧困時期的我家，三餐能溫飽就已經是很不容易了，哪能有多餘的錢買糖果吃，也因此孩提的我好喜歡他哦！他就是我心目中的爺爺。

我的父母親對老爺爺更是敬仰有加，常說老爺爺非常仁慈寬厚。例如有一次，我們家的稻子收成曬乾後，老爺爺拿了一個大麻袋，準備拿回昔日我們向他借的稻米；但經過我家院子時，看見稻米只剩下二袋，便又悄悄地把手上的袋子藏到背後，對母親點頭笑笑就回家了。母親心裡明白，他是看到我們家只剩下二袋稻米，猜想那應是我們家繳交農會、還給其他債主之後所剩，實在也吃不了多久，就不忍心急著催討。

有一天，老爺爺突然被緊急送到醫院，三天後被送回家中的大廳躺著，鄰居的長輩說爺爺是「腦中風中了大條的」，沒救了！他是一位仁慈的長者，親朋好友、鄰居都很敬愛他，很多人都來到他的身邊，輕聲地和他話別，我也來到爺爺的身旁，默默地看著他，他的容貌還是和往常一樣，閉著眼彷彿熟睡般地安詳。兩天後，老爺爺在兒孫圍繞、親友陪伴中往生了，留給後人無盡的追思、無限的懷念。

經歷了我所深愛的老爺爺往生的過程，對當時還未上小學的我，帶來很大的震撼——原來人是會死的，而且是很突然的！我開始擔心我的父母親，會不會像老爺爺那樣有一天突然就走了？

我的母親——永恆的關愛

母親的死，意外喚醒我們珍惜手足之情的可貴，
死亡最深層的意義，
就是要讓活著的人活得更好。

民國八十八年九月七日清晨，我的母親昏倒在臺中家裏的浴室，先生緊急聯絡還在臺北值班的我，我告知趕緊先將母親送往臺中榮總；兄姊們得知消息後，也各自趕往醫院會合。當時的主治醫師剛好是我的學長，看著電腦掃描資料，他對我說：「我們都是自己人，妳說要開刀，我一定會幫忙，但是像這種腦血管瘤破裂大

量出血，血已經充滿整個腦部，若勉強開刀，因為腦內壓力大，頭蓋骨一打開，腦漿迸出來，頭蓋骨必定無法再放回去，很有可能死在開刀房！就算手術成功，也是個植物人，不可能清醒。因為我們都是熟識，也都了解治療所能達到的情況，所以建議不要開刀、不要急救，以減輕病人的痛苦。」

看到這樣的電腦斷層影像，其實在學長還沒開口時，我心裏就已經很清楚了！就母親而言，在這種情況下開刀，只是徒增痛苦，不可能有奇蹟出現；我立即將母親的情形及醫師的建議告訴家人，父親和我們兄弟姊妹八人縱使有萬分的不捨，但也都願意聽從醫師的建議，也真心地感謝醫師的真誠解説。我一方面打電話給臺北的嫂嫂，請她盡速整理大廳以安放母親；一方面聯絡當時臺中榮總呼吸治療科紀崑山主任，而他也給了我很多的協助。當天下午，我親自護送母親回臺北，一路上百感交集，想到前一天晚上還打電話和母親談天説笑，怎麼今天就變成這樣，真是人生無常啊！

回到臺北家中，全家人圍繞著母親，訴説對母親的感激。

大哥回憶道：「媽媽不識字，我唸初中時，姓名、班級、學號都要用繡的，我們沒錢請人繡，媽媽叫我把字寫在衣服上，她就仔細地描繡，還繡得很漂亮哦！」

「家裡以前雖然很窮，媽媽還是接她的養父母來住，奉養他們直到終老。媽媽一直都很省吃儉用，但是看到年老的乞丐來乞討，還是會給他們一小袋米。我曾問過媽媽：『我們自己都沒得吃，為什麼還要送給別人？』媽媽說：『雖然我們窮，但他們就是因為比我們更窮，才會出來乞討，我們就分一點給他們嘛。人在做、天在看，大家要互相體諒、互相幫忙。人情留一線，日後好相見，做人不要太計較。』」二哥接著說。

三哥說：「媽媽個性很溫和，不會和人吵架、結怨。雖然我們家窮，平時三餐吃的饅頭，是天主教分送麵粉做成的，穿的衣服也大多是天主教分送的二手衣，但因為爸爸媽媽的為人態度受到肯定，鄰居有幾戶大戶人家，對我們還蠻友善的；其中有兩戶還特地拜託媽媽作他們孩子的義母，逢年過節都會專程來送禮。」

四哥說：「有一天傍晚，媽媽還在田裏工作，

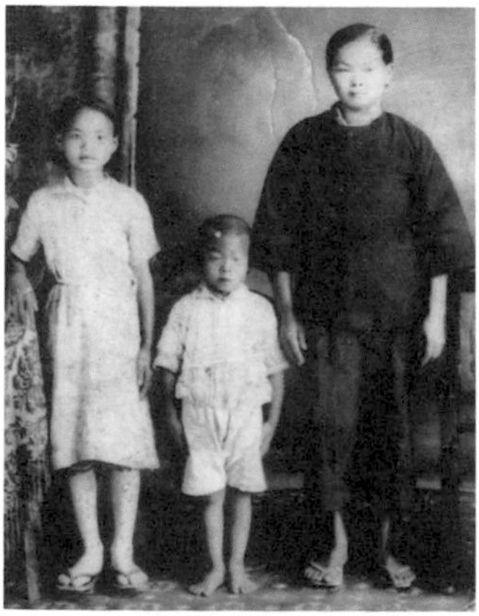

（左起）母親、舅舅、外婆

突然急急忙忙趕回家燒熱水，我問媽媽：『起火是要煮什麼？』媽媽回答：『媽媽要生囝仔。』不久，媽媽就裝了一盆熱水到房間，自己用剪刀接生小弟弟，再用熱水幫他擦洗。媽媽自己接生小弟弟，對孩提的我來說，印象極為深刻，長大後回想起來，覺得很心酸。爸爸終年在外，家裏的大小事媽媽都得自己處理，忙到就將臨盆了才匆匆趕回家，還要自己燒水、自己接生。」四哥紅了眼眶繼續說：「有一天，我想和小弟弟玩耍，媽媽突然臉色非常凝重、哀傷地對我說：『弟弟人不舒服，你不要摸他，會吵到他。』那時三哥年紀比較大，可能知道小弟弟就要死了，難過地躺在長板凳上瞪著我，似乎知道媽媽的哀痛，叫我別吵媽媽。稍長後聽三哥提起這件事，才曉得弟弟是感染破傷風死的！家貧如洗，爸爸又不在家，媽媽自己一個人要忙著做家事，還要面對弟弟即將離世，不懂事的我，竟然還想找弟弟玩，媽媽的心裏、身體一定苦到極點！」

我們聽了，也跟著頻頻拭淚，大姊也回憶道：「聽鄰居說，我小時候有一次高燒不退，媽媽聽鄰居伯公的建議，拿田裏的爛泥裹滿我的全身，將我放入用香蕉葉鋪的竹籃裡，躺了一天多，媽媽日夜守護著我，還不時為我替換身上的爛泥，直到燒退，而我的病也奇蹟似地好了。」

二姊接著說：「以前我們唸書的學費，大都是母親臨時去借的。有一次我在上學的途中，為了撿拾牛車上掉下來的甘蔗尾，不小心掉了繳學費的錢，只好趕緊回家告訴媽媽。媽媽先是『啊！』地叫一聲，然後就叫我等一下，馬上轉身跑到鄰居家，再借五十元給我，從頭到尾都沒有一句責難，只叫我趕快去學校，不要遲到了。母親是那麼慈祥地對待，我心裏又感激又難過，那次的事情，就像昨天才發生般的鮮明，永遠刻劃烙印在我的心裏（那時鄰居的叔叔到三峽紡織廠工作，一個月薪水才二十五元）。」

三姊也無限感慨地說：「結婚前夕，媽媽慎重地叮嚀：『秀琴啊！做牛就要拖，做人就要磨（做人要認命，要知道本分，要禁得起磨練，不要怕吃苦），妳是人家的大媳婦，就要做好榜樣，好好孝順公婆，好好對待小叔、小姑，千萬不能挑撥離間；人家是一家和好的，萬一娶了妳，變成家庭失和，這樣大家都會怪妳。閒飯多吃點、閒話少說點，不要讓公婆嫌棄。』媽媽的殷殷期盼，我不能違背，結婚至今，為了減輕婆婆的辛勞，過年期間都留在夫家，為一年一度的大團圓掌廚與善後，盡量帶給婆家歡笑，但卻冷落了娘家。我想媽媽一定也很希望我能在初二回娘家，但媽媽總是委曲求全，要我留在夫家幫忙，等有空再回娘家。現在我好難過，我多麼希望媽媽還在，我要在初二風風光光地回娘家，和媽媽團圓；而今媽媽不在了，這個希望永遠無法實現了，這將會是我心中永遠的遺憾、永遠的痛！」

聽了三姊的話，我接著說：「是啊！每到過年過節，鄰居家的大哥哥大姊姊都會回來團圓，而我們家就相對很冷清。媽媽跟我說：『妳的哥哥嫂嫂們有沒有回來過年不重要，只要妳嫂嫂們能好好照料自己的家庭，全家身體健康和樂我就很滿足了。』其實，我知道媽媽很想念她的孩子和孫子們，只是不願勉強你們回來，以免破壞你們各自的年節規劃。媽媽還告訴我：『女人就像油菜子，要落在肥沃的土地上，才能長得好；靈巧的鳥兒會選擇枝葉茂盛的大樹築巢，結婚的對象妳自己要好好選擇，才能有好的歸宿。』」

就在我們全家的陪伴與唸佛聲中，第二天，也就是地藏王菩薩聖誕的中午，母親就像在睡夢中安詳地辭世了；而和母親最親近的大阿姨、舅舅、表阿姨、表舅等也都在場。地藏王菩薩是悲願的象徵：「地獄不空，誓不成佛」，母親剛好選在這一天過世，家人都認為具有其特殊的意義。

所謂家家有本難唸的經，我們家同樣也有難解的習題。因為某些細故，我們兄弟姊妹八人，已有多年沒有全員到齊和父母團聚了！但全家人對母親的愛是一致的、是無庸置疑的，而今雖然感傷母親的驟逝，但也因為這樣的因緣，促使兄弟姊妹全員到齊，一同圍繞著母親，共同回憶母親在世的點點滴滴、共同訴說對母親的思念、母親的好、母親的偉大。兄姊們前嫌盡釋，手足親情再次凝聚。

母親過世幾天後，當時還在唸幼稚園的女兒問我：

「阿嬤死了嗎？」

「是啊！阿嬤死了。」

「阿嬤到天上當老天使了嗎？」

「對！阿嬤到天上當老天使了。」

「阿嬤會再回來嗎？」

「阿嬤死了，不會再回來了，但阿嬤會永遠活在我們的心目中。」

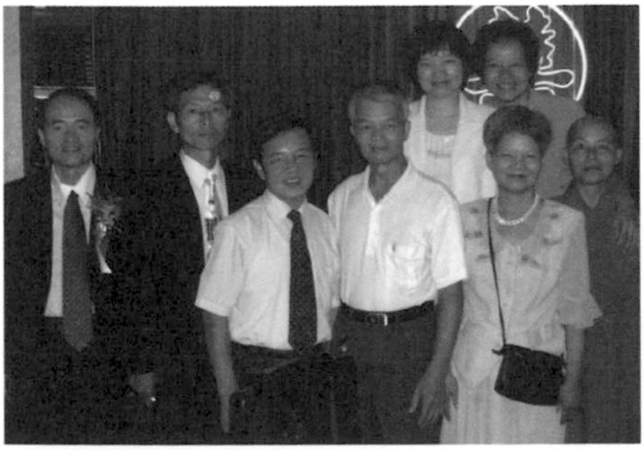

（左起）四哥、三哥、二哥、大哥、秀丹、三姊、大姊、二姊

「阿嬤為什麼會死？」

「只要是有生命的，不管是動物還是植物都會有死亡的一天。」

女兒繼續追問：「那媽媽妳也會死嗎？」

我看著她，說道：「媽媽有一天也會死，但如果妳不要讓媽媽太勞累，那媽媽就可以多活久一點，多陪妳久一點。」

「媽媽！那從今天晚上起，妳不用再講故事給我聽，我自己聽錄音帶說故事就好了。」女兒的回答讓我非常地意外、非常地感動；她這麼小的年紀，竟然有這麼大的領悟。

女兒以前很喜歡和阿嬤去公園玩，阿嬤就像是她的守護神、她的玩伴；阿嬤的死，對她的衝擊應該也是很大。睡前總要叫人講故事才肯睡的她，同樣的故事聽了數十遍仍然聽不膩，還會指定要我講哪一本故事；很多時候我累得語無倫次，甚至睡著了，女兒還會立即指

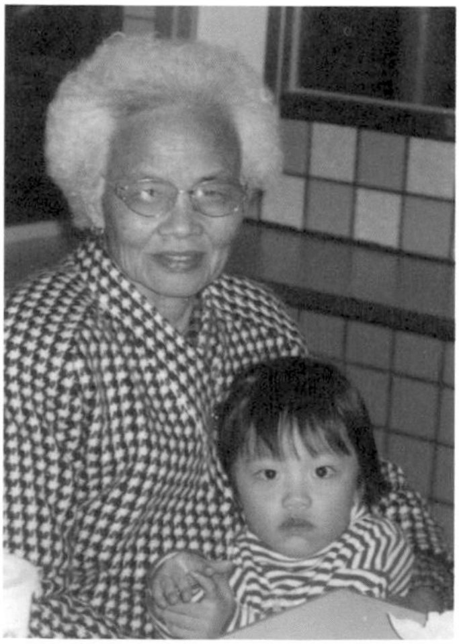

母親與我的女兒

正我說：「媽媽！媽媽！妳這裡講錯了！妳要重講！」我也曾告訴她，每天講故事講那麼久，好累哦！但女兒都還是執意要聽故事。

母親的死，意外喚醒我們珍惜手足之情的可貴，也讓我的女兒心智成長不少，知道要珍惜她的媽媽，這應該算是一種生死的教育。我想死亡最深層的意義，就是要讓活著的人活得更好。

死亡的教育，對每個人、每個家庭來說，都是非常重要的。當一個人即將往生、彌留之際，全家人圍繞著他，一起對他的生命作回顧，其實是凝聚家庭情感最強的時刻；每個家人想到自己的小時候，是那麼地單純、那麼地天真無邪，我背你、你背我，嬉嬉鬧鬧、蹦蹦跳跳，種種溫馨甜蜜的記憶，再度被喚起，長大後的摩擦、不愉快的經驗，就會被沖淡，再度串起家庭的共識、家庭的情感。

辦完母親的後事回醫院上班時，一位同事問起母親的病情經過，他聽了以後十分驚訝地對我直言：「阿丹妳好殘忍哦！沒有急救，就讓妳母親走了，至少也要搶救讓她多活幾天吧！」我心裡想，母親的走，我當然是千千萬萬個不願意，我的哀痛、我的不捨，又豈是言語所能形容。但我相信，這是對母親最好的方式，也是母親生前的意願，我不能因為我的不捨、我的自私，而違背母親的囑咐，拖累母親、加重母親的苦。至於同事無法理解我的悲慟，正處於喪母極大哀傷的我，實在沒有心力多做解釋，只有很鄭重地回他一句：**「我愛我的媽媽。」**

母親死後，我才明白古人為什麼以「哀毀骨立」來形容喪父、喪母之痛。記得母親剛過世的那段日子，當我一個人獨處時，總是提不起精神，做任何屬於我私人的事都無精打采；在火車站、捷運站看到白頭髮的老婦人背影時，甚至會產生一種「她是我母親」的錯覺。老朋友兼師長的郭正典教授告訴我，時間會治療一切，三、五年後，我就能走出傷痛。

記得有幾次我依偎在媽媽旁邊看她搗花生粉，她很感慨地說：「如果妳外婆還在該有多好啊！她生前最喜歡吃花生粉了，可惜以前太窮了，很少有機會可以吃花生粉。」說著說著她的眼淚就掉了下來，媽媽的養母已經過世二、三十年了，媽媽還是常提起她，可見媽媽是多麼愛她的養母，就如同我深愛我的媽媽。

時至今日，每當我走到呼吸照護病房、或是看到腦血管病變臥床受苦的老病人，我內心會感到很欣慰——**還好，母親生了我，而我為母親做了最好的、最後的一次決定。**

兩年多以後的某一天，那位同事很感慨地對我說：「阿丹妳是對的，我應該和妳一樣。」

我驚訝地回問：「我……？啊……？什麼事？」

他說：「去年初，我岳母第三次中風，到醫院時已不省人事，當時明知道就算急救成功、沒死，也會成為植物人，但最後還是決定急救。兩個月後，因為血液循環不良，引起左腳壞死截肢，這一年來常因為肺炎及泌尿道感染，就在醫院與安養院間來來回回，還被插入氣管內管好幾次。到現在一年多了，看她整天躺在病床上被插鼻胃管灌食、被抽痰，還有一支導尿管，看她這樣實在很捨不得。**想想我們有時喝水不小心被一點點水嗆**

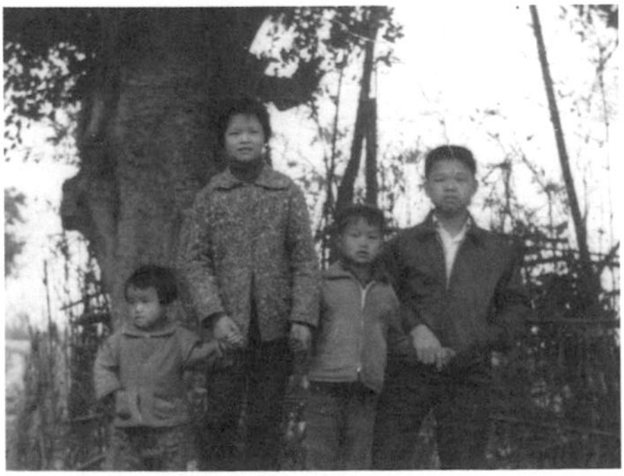

（左起）我、大姊、四哥、二哥

到氣管，就會很難受地咳個不停、無法言語，而岳母卻一再被插著直徑將近一公分、長約二十幾公分的氣管內管，實在太痛苦、太悲慘了。而且，我太太的兄弟姊妹們也都各有各的家庭需要照料，實在是撥不出時間來照顧岳母，常為了排班、為了看護費、醫療費起爭執。原本和樂的家庭，現在卻……，唉！真是後悔莫及，不曉得岳母身體所受的苦難、日以繼夜的折磨，何時才能解除？**之前我認為妳殘忍，現在我覺得我們這樣搶救岳母才是殘忍啊！**」

記得很多年前，有一次和母親聊天，我說：

「媽，我當然希望您無煩無惱吃百二，但是人生無常，如果有一天您百歲年老，要做神仙了，您想用什麼方式安葬，火葬可以嗎？」

「火葬不好！應該是土葬比較好吧！」

「媽，問您這件事，希望您不要介意，我

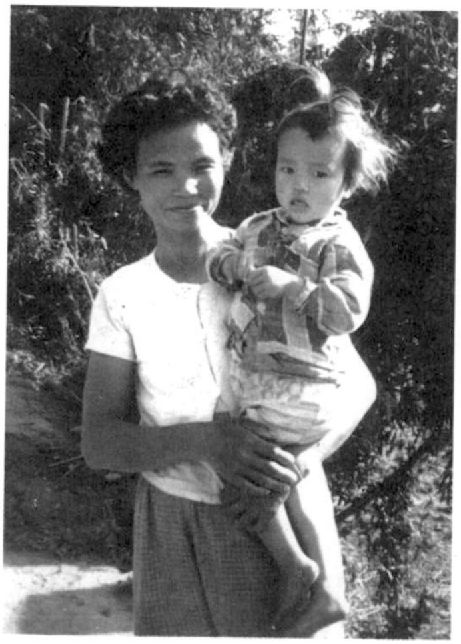

母親與我

只是想尊重您的意願。」

「我知道妳是好意，也很高興妳會問我這件事，讓我可以事先做安排，我覺得很好。還有，我希望我活著的時候可以很健康，要死時也能好死一點，不要像某某人那樣，中風躺在床上，一躺就是好幾年，還要別人餵飯、洗澡、把屎把尿，那樣太不自由、太痛苦了。**人活著就是要能動，躺著要人伺候的是歹命。**」

過了幾個月，母親卻改變了心意，很慎重地對我說：

「阿丹啊！我告訴妳，我若年老，我要用火葬。前一陣子我有問過一些老朋友，包括妳的大阿姨，她告訴我火葬也很好，比較乾淨也省很多麻煩，不必和蚊蟲毒蛇朝夕相處、不必風吹雨打和日晒、不必撿骨、掃墓時也不必除草，比較不囉嗦。以前的高僧大德也都是用火葬，前些日子我們一起去佛光山拜佛，看到那裏的靈骨塔，每天都有人誦經、有人整理，明亮、整潔又莊嚴，我覺得很好；妳大阿姨也看中意一個塔位，訂金也付了。以後我若是百歲年老，也要放在那裏。」

母親交代的事，我謹記在心。母親是我的至愛，沒有她就沒有今天的我，我多麼希望母親能身體健康、能安享晚年、能長命百歲，但世事難料，只能盡人事聽天命。其實，我原本一直很擔心母親晚年會有很多的病痛，因為母親在五十歲那年，因子宮頸癌開刀拿掉子宮，當時血庫中心沒有篩檢C型肝炎這一項，可能那時輸血不幸感染了。C型肝炎的末期，常會導致肝臟硬化、食道靜脈曲張出血，母親也曾經多次接受胃鏡檢查。我以前常擔心母親可能會因為肝硬化的一些病變，如腹水腫脹、消化道出血、肝昏迷等受苦受難，看到母親痛苦，又不能代替她受苦，我一定也會無比難過。但料想不到，母親在這些症狀還沒有很明顯的時候，就因腦血管破裂升天了。跳過肝臟硬化至過世必須經過的苦痛，對母親來說應該也算是件好事，而今母親的辭世方式及後事的安排都如母親所望，相信她在天上也會感到很欣慰。

現在，每當在病房或是門診中，看到病人或家屬為了診斷出的慢性疾病而感到憂心忡忡時，我總會拿母親的例子來安慰他們，告訴他們**不要憂慮那麼多，趁著現在體力還沒太差，能活動就盡量活動，好好地享受生活、開開心心地過日子吧！至於我們會用什麼方式離開這個世間，老天自有安排。**

放下重擔的父親

父親的死，我才深深明白，
原來父親是用他一身的病痛、一生的苦難，教我做人要慈悲。

父親在民國七十八年開始採用血液透析法洗腎（當一個人腎臟功能變差或喪失時，無法將體內代謝產生的廢物及水分排出體外，這時可考慮血液透析或腹膜透析來代替原來腎臟的功能。進行血液透析時，要扎兩針，一支針是將血液引流出來，經過「人工腎臟器」的過濾，血液再由另一支針送回體內，經過這樣不斷地循環，一次約需三至四小時），每週三次的洗腎，身上可用的血管，漸漸地都因為瘻管栓塞，而無法再扎針使用。每次洗腎，為了插針頭，總要花很多的時間，失敗的次數也多得數不清，大片的淤血，更是處處可見。也曾用二十幾公分長的粗針（中央靜脈導管），插入大腿深處的血管，甚至還做了頸部、胸前暫時的導管，但也都用不久就塞住了。

每次的扎針，父親都咬著牙，他總說：「洗腎最痛苦的就是打針。」後來不得已改用腹膜透析，父親卻說：「若早知道腹膜透析不用打針，我就不會去醫院洗腎了，我會老早就改用腹膜透析。」（腹膜透析是利用人體內的腹膜做為半透膜，進行血液淨化。以簡單的外科手術將一條導管經由肚皮植入腹腔，這條導管可做為透析液進入腹腔的通路，它能永遠置於腹腔內不須更換。廢物及水分可藉由導管引流到體外。透過不同濃度的透析液灌注，可將體內新陳代謝所產生的廢物取代出來。每注入新鮮透析液一袋，必須經過數小時才可以引流出來，一般每日進行四至五次的灌注與排放。使用腹膜透析不必打針。）

民國八十六年，將雙親接到臺中我先生的職務宿舍，為了能有較妥善的照顧，也請看護住家裡幫忙照料父親。八十八年初，父親的左腳，因為周邊血管動脈阻塞，導致腳趾頭的傷口無法癒合，經過住院治療仍然無法改善，準備進手術室作傷口擴清術時，還沒有上麻藥，父親就突然心跳停止，經過心臟按壓兩三次後回復心跳，父親也被送入加護病房。這是父親第一次住進加護病房，做為他的女兒也是醫師的我，請假在加護病房照顧他，除了吃飯、洗澡外，整天都待在加護病房。

父親的腳，狀況愈來愈差，但是父親和母親對於是否要截肢，遲遲無法做出決定；就在全家陷入苦思時，父親在加護病房中經歷了一些奇蹟。那天剛好有一床病危的病人正在接受急救，後來死了！就在這個時間，父親說他看到了佛祖，佛祖要他接受截肢手術。於是就這樣，兩天後就進行了膝蓋下截肢手術。那時所承受的巨大壓力，讓我七天內瘦了六、七公斤；還記得我先生帶小孩從臺中來看我時，他竟然向小孩說：「來哦！來看一個很苗條的媽媽！」

手術成功後，也幫父親做了義肢，幾個月後父親已經漸漸適應義肢，也可以走動了，不料母親卻意外去世，當我請喪假時，很多同事都問我：「怎麼是妳母親去世，她好像沒有特別的病史，我們都以為是妳父親去世。」唉！真正是世事難料。母親逝世後，我和我先生都很擔心父親會更加寂寞，於是我先生請調到臺北工作，全家人一起住在臺北榮總的宿舍，能每天看到父親，我覺得心裏很踏實，不必再像以前那樣，每天電話詢問父親的生活細節及腹膜透析的使用情形。

有一次父親住院，等病情穩定後，我想用輪椅推父親到戶外曬曬太陽，不料才用力抱起父親，我就覺得身體不太對勁；第二天早上醒來，感覺脊椎好像不是自己的，全身乏力。勉強爬起來，發覺左腳很緊，非常疼痛，坐沒幾分鐘屁股就發麻，好像針在刺，也不能久站，只有躺下來才舒服一些。檢查的結果是腰椎椎間盤突出。幾天後父親出院了，我則請了年休假七天治療腰傷，經過一年多的復健才能掃地、站著洗碗。**當我能掃地的那天，我突然覺得能掃地就是一件很幸福的事**。也因為椎間盤突出的痛苦難耐，才體會到原來脊椎受傷是那麼地苦、那麼地痛。至今快十年了，我還是要經常做脊椎保養運動，也要定期去做復健。這也應驗了二姊覺璞師父常說的：「**帶點病痛好修行**」。

做為醫生的我，如果沒有經歷過這段切身的疼痛，又怎麼能夠真正體會病人的苦？哪怕只是病人苦痛的百分之一、千分之一！我這麼年輕，兩節椎間盤突出就感到那麼疼痛難熬、坐立難安，更何況是年長體衰、骨質疏鬆甚至多處壓迫性骨折，或是癌細胞侵蝕到骨頭的病人，他們所承受的苦痛呢？那就更是我們無法想像的了，而這也就是為什麼「緩和醫療」強調要給病人足夠止痛藥的原因。臨床上常會有病人或家屬，擔心藥物的副作用或是藥物成癮的問題，而不敢使用嗎啡類止痛藥；其實，這些藥物的使用時機及劑量，都是經過醫師審慎評估後才會開立處方；所以，不必擔心那些病人是否會有藥物成癮的問題。**真正應該被重視的是病人疼痛的問題，因為病人有拒絕疼痛的權利**。

八十九年，父親的右腳又因為跟左腳的情形一樣而截肢了。要照顧一位患有慢性病的老人家，其實沒有想像中那樣地輕鬆，需要很多人力的幫忙，而且壓力也很大，因為老人家隨時都可能發生狀況。如果不是先生的大力支持、兄姊的適時支援，我可能也會崩潰。父親身體不舒服，情緒也會變得不安定，更需要人陪伴。我習慣常去父親房間看看、陪陪他，幫他按摩，聊聊父親年輕時的甜蜜與辛酸，順便告訴父親故鄉的近況，希望能稍稍排解父親的病痛及孤單的苦悶。

當看護晚上睡覺休息時，我和先生都要有隨時被父親呼叫的心理準備。父親胃口不好、牙齒也差，常常會說想要吃什麼東西，專程為他煮了一兩個小時，他卻只吃了一兩口就不吃了。有一天特地早起為父親煮他想吃的東西，忙了很久，父親卻又只吃兩口就不吃了，我當時覺得很氣餒而嘆了口氣，先生看到了，就告訴我：「歡喜做，甘願受，妳愛妳的爸爸，親自為他下廚，就不要埋怨他只吃兩口就不吃了。」先生說的話很有道理，真是當頭棒喝！真感謝先生這麼多年來，無怨無悔用心地照顧我的父親，還這麼支持我、點醒我，往後無論是照顧父親或病人，我都抱持著「**歡喜做，甘願受**」這種精神去面對。

九十年，父親不明原因的出血，加上輕微肺炎，呼吸有困難，我研判經過治療應該很快就沒問題，於是讓父親再度住進加護病房，插管使用呼吸器，經輸血、抗生素治療後，病情轉好，數天後拔管轉到一般病房。

父親一直都很喜歡坐著看平劇、歌仔戲、布袋戲和摔角，晚年卻因為腰骨酸痛不耐久坐，而使得這些興趣都被剝奪了，大半的時間只好改聽收音機。我心裏也明白能陪伴父親的時日不多了。我是家中的老么，父親一向對我疼愛有加，母親過世後，他明顯落寞許多，內心很捨不得也很憂心，擔心他孤單寂寞，所以常吩咐孩子們要多到外公房間、多陪外公說話，只要一有空檔我也盡可能多陪他聊聊天、談談父親輝煌的過去，一有故鄉的消息，就向父親報告。

九十一年八月十五日，我下班回家在火車上的途中，接到四哥的來電。

「我正在妳家和老爸聊天，妳什麼時候回來啊？」

「火車才剛經過八堵哦！如果您急著回家，就不用等我了，改天再聊。」

「那我就先回去了，改天再來。」

一回到家門口，就聽到父親的呼喚：「秀丹啊！快來喔！」放下行李，我立刻直奔父親的房間。

「秀丹啊！我三天後就要回去了，昨天妳媽媽有回來看我，她說三天後，佛祖會來帶我。我這次不會好了，這個看護對我很好，我會保佑她。」

我說：「您看起來好好的啊，應該不會這麼快就要回天上了，您可不可以再多陪我們幾年？」

父親卻回答我：「我已經跟人家約好了，不能再延了，我這次不會好了，知道嗎？」

我告訴先生有關父親說的這件事，先生說：「老爸看起來蠻正常的啊！會不會是血糖過低？妳先幫他測量一下血糖。」測量血糖的結果還好，我又聯絡哥哥姊姊們這件事。

四哥也說：「怎麼可能，我剛才在妳家，還跟老爸聊得很開心，老爸狀況很好啊！怎麼可能會不好呢？」兄姊們有的半信半疑，有的猜想父親是不是在幻想，還是在作夢？因為母親怎麼可能會回來告訴他這件事，雖然心裏存疑，但也都表示明天會來家裏看父親。

數十分鐘後，父親開始無力，我和先生商量的結果，就是用輪椅送父親到榮總急診室。出門前已是晚上十一點三十分，父親重申說他這次不會好了；之後，父親意識不清，在急診室待了一個晚上。第二天早上，意識好多了，也有了病床，準備將父親送入病房。這時四哥也來到了醫院，父親則自言自語不知是和誰在說話，意思是「再多一天就好」。

忙了一個晚上，我回到宿舍正要休息時，就接到護士的電話，說父親呼吸困難，我立刻趕回醫院。這時，父親已經喘息困難，值班的醫師學弟便問我要不要插氣管內管；因為當時只有部分兄姊在場，並且也有人認為爸爸應該還好，所以他們主張要插管治療。父親是大家的，我不能不尊重其他人的意見，於是含淚點頭同意插管治療。我原本是要自己幫父親插管的，因為我自認技術比較好；但沒想到一打開父親的嘴巴，我的眼淚就掉了下來，學弟見狀就說：「還是讓我來吧！」

這是父親這輩子第三次插管，也是最後一次插管。之後，護送父親進入加護病房，其實我的內心是很難過的，**我知道父親的身體真的不行了，而且父親事先也已經告訴我，他即將往生，而且他心理也準備好了**。

等一切安頓好了以後，我回宿舍休息。第二天一早到加護病房，發現父親的管子已拔掉，改戴著面罩式呼吸器，但感覺上呼吸還是很喘的樣子。一問之下，原來昨晚我一離開，父親就自己拔管，醫療同仁們怕我太累，就沒有通知我，想讓我好好睡覺，他們決定先用面罩式呼吸器看看。看到老爸痛苦的表情，我彎身靠近他耳邊輕聲問他：「爸，我帶您回家好嗎？」父親點點頭，經過兄長們的討論結果，決定護送父親回大哥家。

回到大哥家中後，好多朋友都跑來家中要幫忙助念，我緊急呼叫三姊到大哥家會合，她也連夜從阿里山搭計程車趕回來。爸爸無法言語，身體也無法動彈，眼睛轉呀轉地看著我們兄弟姊妹八人，我們一起圍繞著父親，說出心中對父親的無限感激，共同回憶父親生平對我們的關愛。

大哥望著父親，開口說：「我剛唸初中時，必須步行到遠在九公里外的苑裡初中讀書。每天早上四、五點就要出門，晚上八、九點才能回到家裏；鄉下沒有路燈，視線不明，要拿火把照明，非常辛苦。爸爸那時在臺北打工，領了工錢，買了一台腳踏車。因為家裏有八個嗷嗷待哺的子女，為了在臺北買腳踏車比較便宜，也為了省下運費及車資，居然從臺北直接騎回苑裡。那時的道路，不像現在的柏油路面寬敞平直，輕輕一踩就可滑行，當時大多是石頭路，到處坑坑巴巴，路面顛簸難行，每一踩踏都要很小心，一不注意就可能絆倒。爸爸無畏艷陽高照和夜黑風高，清晨四點多就上路；一路騎回家，到家時都已經深夜了。結果，爸爸的屁股都被磨得皮破血流！他不僅不覺得辛苦，還很高興地教我騎腳踏車、展示車燈的使用方法；他說有了腳踏車，上學就可以輕鬆點！」

「小時候太窮了，僅有三分的爛田，根本無法餵飽一家十口，再加上又要支付我們的教育費，爸爸總是到處打聽，看那裏有較粗重、工資較高的苦工可以做，挑磚頭、挑煤礦、挑石頭，工作越辛苦，工錢越多。他常常隨著工作南征北討，難得在家時，他會用鐵絲做童玩、用雞籠誘捕小鳥，用毛竹做炮管，像大孩子般陪我們玩。他雖然沒有接受過正統的教育，但對孩子們卻非常地疼愛，從來不打孩子。」二哥這麼回憶著。

三哥也說：「小學時，班上有一個富家的么兒子，仗著他家有錢有勢，身材又高大，常常欺侮人，我也被他打過很多次。有一天放學回家的路上，他又打我，我實在忍無可忍，就推了他一下，不料他就這樣跌到田裏，滿身泥濘地哭著回家。隔天，他的母親到學校要打我，我嚇得趕緊跑回家。所幸父親正好在家，知道事情經過後，就先到同學家裏，和他的父母說明實情，也為了避免不必要的衝突，還專程到學校，告訴那位同學不可以再欺負我，同時請級任老師幫我換班級，我也因此沒再被那個同學打過。」

「父母親這麼疼愛我們，不打不罵更讓我好奇！」四哥呼應三哥的話：「長大後有一次我問爸爸：『很多人都會打自己的孩子，為什麼你和媽媽卻不曾打過我們，連管教都非常少？』爸爸回答：『我們這種做粗工的人，力頭較大，稍微一打就可能傷到孩子，所以不能打小孩。人家說，**嚴官府出厚賊**，管教越多，孩子越反彈；你們都唸過書，都明白道理，所以也不用罵。我十二歲就到處流浪，賺錢養你們的姑姑，所以你們滿十二歲時，我就認定你們是大人了，我也就不再管你們。一**枝草**、一**點露**，**每個人頭上都有一片天**，行行出狀元，我相信你們會管好自己，就讓你們自己作主，做你們喜歡做的事，決定你們自己的未來。』」

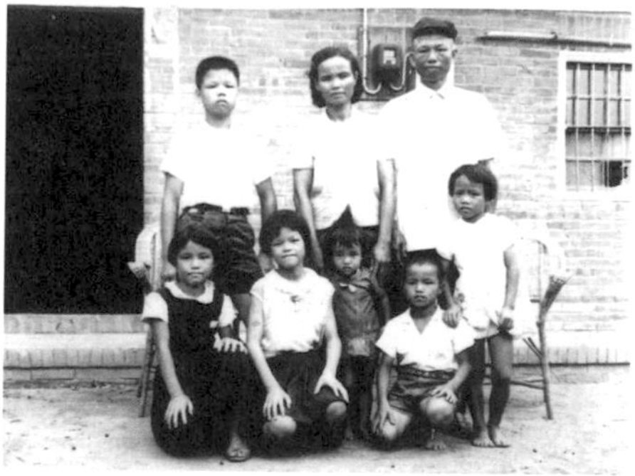

（後排左起）二哥、母親、父親、（前排左起）二姊、大姊、我、四哥、三姊，在苑裡老家門前合影

大姊則說：「爸爸兩歲時父親就去世，十二歲時他的母親也去世了，我們祖父所遺留下來的財產，被祖父的兄弟以爸爸自己放棄繼承為由，全數侵佔去了。當時爸爸還小，根本不懂財產的繼承問題，沒有任何家產，爸爸為了撫養唯一的妹妹，到處打工，十三歲時來到苑裡做長工，爸爸結婚後，他的妹妹也一起住到我們家，直到出嫁。」

二姊接著說：「我們家很窮，通常都打赤腳，我很羨慕同學有鞋穿。有一次，我要求媽媽買鞋子給我，媽媽說：『鞋子很貴，現在沒有那麼多錢！』（當時一雙鞋，約是半個月的薪水）爸爸也知道家裏的錢實在不夠用，就輕聲地告訴媽媽：『清治啊！妳就先賒帳買給她啦！改天有錢再還就好了。』於是我終於有一雙新鞋子了，我好開心哦！不過我都捨不得穿它，怕它很快就會壞掉，都是光著腳走到學校門口，把腳抹乾淨再穿上，放學時又脫下鞋子，光著腳走回家。」

「他很喜歡將我跨坐在他的肩膀上，把我架得高高的，走在田埂上邊唱山歌邊巡視田園。後來我長大結婚生了阿風，回娘家時，爸爸就抱起阿風架到他的肩膀上，同樣是怡然自得地唱著嘹亮的山歌。我很喜歡花花草草，小學六年級時我們家擴建了，廚房的上面是平台。有一天，我偷偷搬了一些泥土上去，在上面種一些松葉牡丹；隔天放學上去看時，泥土更多了，四周還用磚塊整齊地圍了一大片，我好高興哦！原來是爸爸發現我喜歡花草，特地幫我鋪成更大範圍，好讓我可以開心地種更多植物。」三姊的回憶讓大家聽了都心有戚戚焉，因為我們每個人小時候都有被父親架在肩膀上的甜蜜回憶。

我也很感謝父母對我的培育，「老一輩的鑾多有重男輕女的觀念，我很慶幸我們的爸爸媽媽並沒有這種觀念，可能是因為他們很少約束我們，所以我們八個兄弟姊妹，每一個都好特別哦！個性和興趣都完全不同，但都同樣得到他們的遺傳，那就是愛好自然、認命、不喜歡和人爭，就像爸爸常說的：『**吃虧就是佔便宜**』。」

我們除了訴說感謝父親的養育、疼惜之恩，也請父親一路好走，不要再掛念我們，二姊也帶領我們念佛號給信奉佛教的父親聽，要他緊跟著佛祖前往西方極樂世界，也上香請佛祖來接引。幾個小時後，父親就閉上了眼睛。次日下午，父親突然張開雙眼，眼睛往周圍轉一圈，看了我們這群孩子最後一眼後，便闔上雙眼安詳地往生了。他的面容是那麼地慈祥，好像平日睡著的模樣。我們都深信，父親已經放下重擔、放下病痛，安心地抵達他想去的世界。

我們也依照父親的交代，將他火化後安放在佛光山，和母親團聚。父親預言他去世的日子，真的成真了。**父親的死，我才深深明白，原來父親是用他一身的病痛、一生的苦難，教我做人要慈悲。在我們一般人眼裏，像打針抽血這麼簡單、微不足道的小事，對全身病痛虛弱的人來說，都可能是極大且難以忍受的痛，更何況是插著粗粗的氣管內管、鼻胃管和不定時被抽痰的痛苦。**

父親以前也常因為找不到血管扎針，就被多扎了幾下而痛苦地咬著牙，埋怨護理人員笨拙。現在，每當看見病患痛苦的樣子，就會回想起父親生前所受的苦，我都能感同身受！有時病人對我發脾氣，我知道那是因為病人身體極度不舒服，不是故意要亂發脾氣，身為醫護人員的我必須更有耐心，給予病人更多的關懷、更多的照顧。

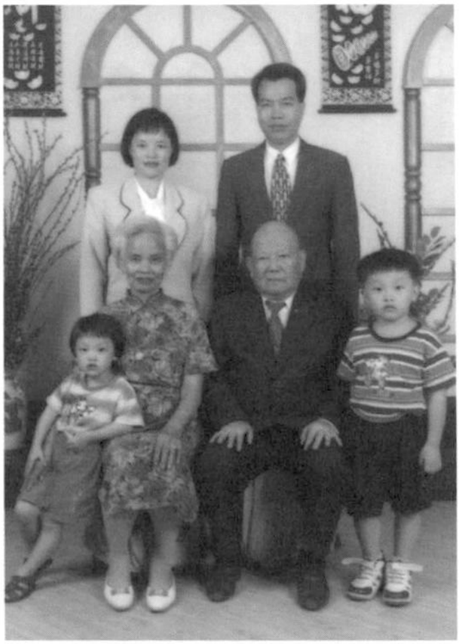

父親、母親與我、先生、一雙兒女的全家福照

現在很多病患的家屬，對於提早將臨終的親人接回家中有很多的顧慮，例如擔心往生的過程會讓家中年幼的小孩害怕、擔心家人無法面對臨終者的病喘或是突發狀況。唉！病人真的只是留一口氣回家，甚至很多患者還沒回到家就斷氣了，而在醫院結束了他生命的最後一天。

人生就像旅遊，這個旅程結束了，就要換另一個行程。往生過程，家人親友的陪伴，就像要出遠門搭飛機，有親朋好友來送行，溫馨的祝福即使依依不捨，也會讓飛機上的人感到關愛滿盈，即便獨行也不覺得孤單。我的父母親生命中的最後一天，是在他們深愛的子女家中度過，有心愛的子孫環繞，有親朋好友的陪伴。而我的子女也在這個過程中，學到了愛與尊重。

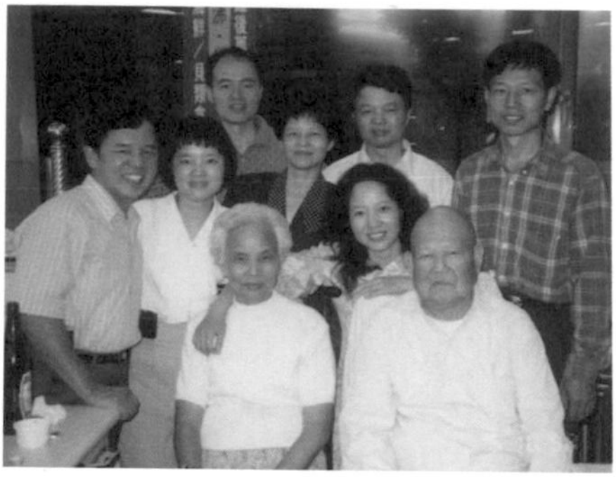

（後排左起）二哥、我、四哥、大姊、三姊、大哥、三哥與母親、父親於母親七十歲生日前在餐廳內合影，這也是我們為母親所舉辦的最後一次生日聚會

豁達的老伯伯和孝順的兒女

我們出生來到這個世間，這個身體是借來住的，就像房子一樣；人會生病，房子也會老舊漏水，看醫生就像修補房子；人就要死了，就像房子塌了，不換新房子怎麼住得安穩？

我有一位老病人每次來醫院看我，他都說：「陳醫師啊！我快要死了。」這個可愛的老人家這幾年來，每次一進診間的開場白就是這一句話。

「阿伯啊！時候還未到吧！如果要死了，你有準備嗎？」我也用開玩笑的口吻回答他。

「哎喲！我都活到這麼多歲了，還有什麼好怕的？我女兒怕我一個人住，死掉沒有人知道，所以每天都要從美國打電話回來給我，和我聊天，看看我是不是還活著，她就是這麼貼心。我的兒子們都住臺北啊！他們也都很孝順啊！也常常拿錢給我，還叫我不要太節儉，想要什麼就去買，想吃什麼就買來吃，也常常回來看我啊！也會叫我去臺北住，可是我住在宜蘭比較實在、比較自由啊！這裡空氣好又安全，想去哪裡就去哪裡，也不會迷路，又有老鄰居可以聊天，來這裡看妳也比較方便啊！住臺北我又住不習慣，白天他們都去上班，路我又不熟、車又多，不敢隨便到處亂逛，整天關在公寓裡很無聊，好像在關鳥兒！去住過幾次我就不去了，如果硬要孩子回到宜蘭住，他們的工作、家庭什麼的都在臺北，來回奔波太累了！我就叫他們不用常回來。」

老伯伯談話間總是帶著爽朗的笑意，讓人樂於親近。他就是這麼善解人意又幽默風趣，能夠感受到他對孩子們濃濃的愛意，以及孩子們對他的孝心，伯伯不會為難他的孩子們，也懂得怎麼安排自己的生活，真是一位慈祥可愛的老人家。

「阿伯啊！我們是好朋友，如果有一天您真的快要死了，您希望我幫您做什麼嗎？要不要插一支管子到氣管幫忙呼吸？要不要用手壓心臟急救？」我也用很輕鬆的語氣問他。

「哎喲！妳沒聽人在講：『**不求好生，也要求好死**』，大家都嘛希望好死；死就死了！急救那些做什麼？萬一死不了，只剩半條命，躺在那裡動也不能動，講也不能講，那我不是更歹命？陳醫師啊！我拜託妳啦！不要讓我太難死，我要乾脆一點，不要拖老命。」

「阿伯啊！我會記住，不過你也要和你的孩子們交代清楚，免得到時候突然發生狀況，孩子們措手不及，萬一他們主張要急救，人多嘴雜就很麻煩了。」

「有啦！我都有交代啦！上次我女兒回來看我，我也專程帶她去麵攤。」

「去吃麵哦？」我問他。

「不是啦！我是帶她去熟悉麵攤的老闆，順便告訴麵攤的老闆：『我快要死了哦！我若死了，你一定要來我家煮哦！大家都是辛苦賺錢，你不可以算太貴哦！』」（傳統習俗喪家要準備食物，給來幫忙的人以及送行的親友吃，有很多的喪家會請外燴來家裏烹煮。）

「阿伯啊！你交代得那麼仔細哦！」

「要啦！這攤的口味我會信任，不然我兒子隨便叫別人煮，口味好不好，我不知道也不放心。我還帶她去禮儀社，告訴她我一定要那一組樂隊，而且只能一組哦！不能隨便叫，叫太多組，吵死人哦！好聽的一組就夠了。」

「阿伯啊！你現在身體還好，就考慮那麼周全哦！」

「人是不能『**掛沒事牌**』啊！人什麼時候會死是不一定的，不是我們能主宰的，還得要看有沒有那個命。我先安排好，我的兒女才不會一時亂紛紛。」

「你這樣講也有道理啦！」我深感同意。

「『**做人有三存，存款、存德、存健康**』，存款才能應付不時之需；存德才會令人尊敬，大家也比較和樂；存健康是平常要保養身體，要運動、要樂觀，身體才能少病痛。我們出生來到這個世間，這個身體是借來住的，就像房子一樣；人會生病，房子也會老舊漏水，看醫生就像修補房子；人就要死了，就像房子塌了，不換新房子怎麼住得安穩？死期到了也沒什麼不好，就像是換新房子嘛！眼一閉，二十年後又是一條好漢。」

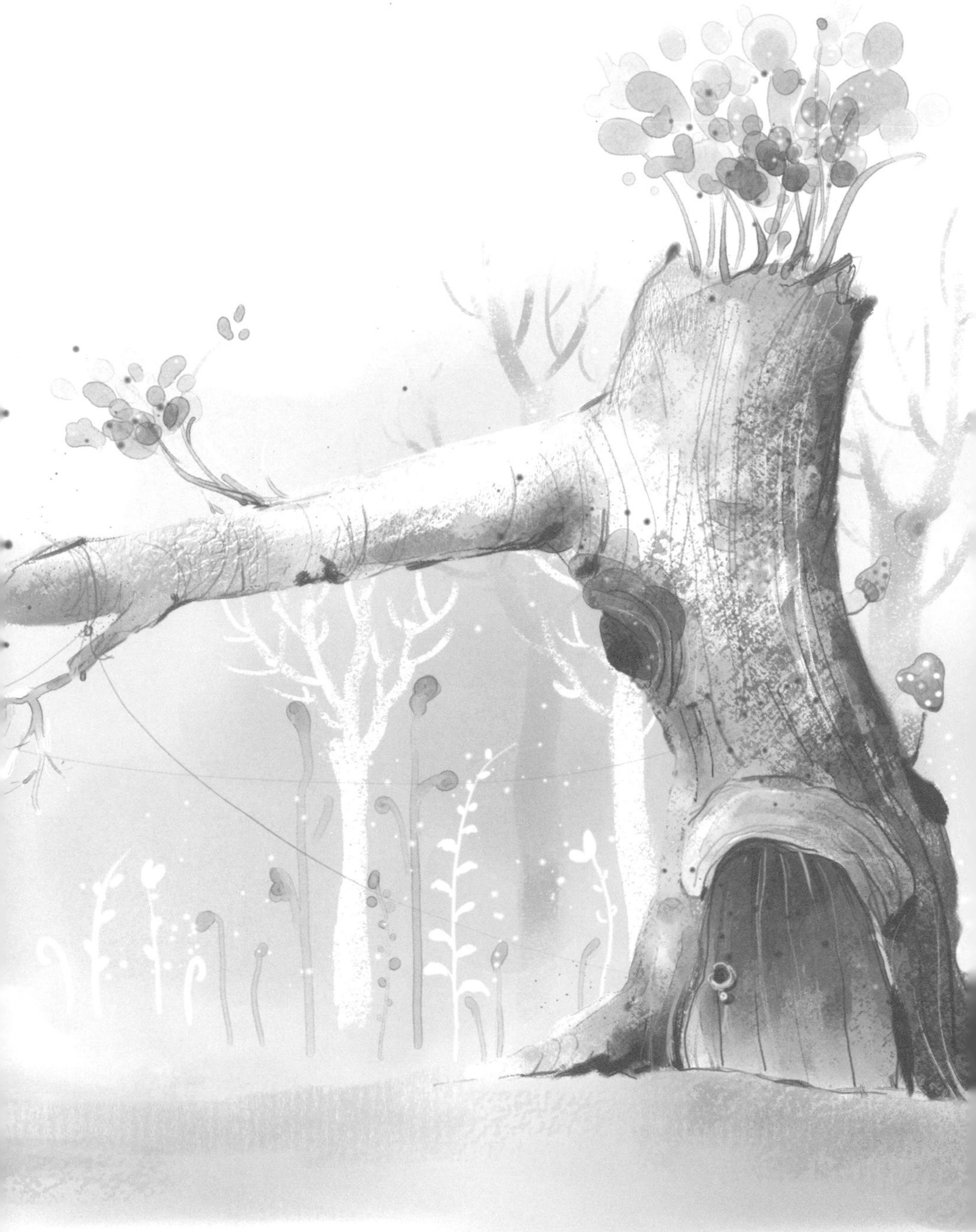

我覺得這位老伯伯的想法很好，也很有意思，看似講得輕描淡寫，卻蘊涵著很深的哲理。

他接著提到了他的母親：「以前我老母晚年中風，行動不便，我都叫兒子和女兒跟我一起照顧奶奶，陪她聊天，餵她吃飯，幫她按摩、擦澡；現在我老了，還好我的兒女也都蠻關心我的，有一段時間我車禍腳骨斷了，他們也都有回來宜蘭，陪我聊天、幫我擦澡。」

「人在做，天在看！以前您孝順媽媽，現在您的兒女孝順您。」

「是啊。**對長輩孝順不孝順，可以瞞過別人，瞞不過自己。孝順的人，父母離開了，心裏雖然會捨不得，但會心安；不孝的人，心裏就會虧欠一輩子，無法彌補，他的子女也可能學他一樣不孝順，這就是古人說的：『惡有惡報，不是不報，是時候未到！』**」

「對！您講得對！」

「宜蘭工作比較少，我們家附近很多像我這樣，兒女都在外打拚，只剩下一個孤單老人在家，我的美國女兒怕我死了沒人知道，每天打電話回來問平安；我也怕那些老人死了沒人知道，所以我每天都一大早就一個一個去敲門，找他們聊天，順便看他們還有沒有吃的，如果沒了，我就再去買給他們吃。我也交待我的女兒，如果我死了，也一定要一個一個去聯絡我的朋友們，告訴他們我死了，免得他們找不到我。」

「哦！阿伯你做人很好，很熱心哦！」

「互相啦！妳也很好啊！妳就像是我的女兒，也都會關心我，也會和我說東說西。人家也都說：『**厝甘願借人死，不願借人生**』（家裏借人死，亡者會保佑這家人，為他們帶來福氣，家裏借人出生，則會分走這家人的福氣），若可以的話，我也希望能在我的家裡往生，希望能夠庇蔭我的子孫，讓他們都能平安快樂。」

「阿伯啊！足感心哦！連這點你都想到了。」

「做父母就是這樣啦！凡事都嘛替子孫設想啦！我每天也都有拜拜啊！」

「阿伯啊！你有沒有常常唸阿彌陀佛，請菩薩保佑你和你的孩子平安？」

「有啦！我都有祈求菩薩保佑。」

直到最後一次，老伯伯因為氣喘住進醫院，指定我去會診，知道他在醫院，只要有空我就會去病房看看他，和他聊聊天，也和他談論生命末期的一些可能會發生的情況，老伯伯從來不會忌諱；他也告訴我，如果生命要結束了，他的病痛就解除了，也再一次強調不要急救。

我看他手上戴著一串唸珠，就問他：「阿伯啊！佛珠是誰給你的？」

他回答：「我女兒昨天從美國回來了，她送給我的，她現在去幫我買東西，等一下就會再來這裏。」

我說：「阿伯啊！那你就要好好唸阿彌陀佛喔！請佛菩薩減輕你身體的病痛，不要害怕，如果時候到了，也請求佛菩薩來接引你。」

老伯伯點頭說好，後來巡房時我也遇到伯伯常提起的美國女兒。

「啊！妳就是阿伯口中常說的那個美國女兒嗎？阿伯說妳很孝順，每天都打越洋電話回來和他聊天。」

「是啊！我爸爸也常常提起妳啊！他說妳對他很好，他很喜歡來門診看妳，說妳就像是他的女兒。」

「阿伯人很好，我很喜歡他，阿伯有交代我，如果情況不好，千萬不要急救他哦！」

「這個我和哥哥們都知道，我們不會違背他的意願，到這個年紀了，我們做兒女的，只求他走得不要太痛苦。」

伯伯真是好福氣，兒女們都這麼貼心、識大體。

又有一次，巡房時我遇到了伯伯住在臺北的兒子，也看到他們父子就像老朋友般的有趣對答。

「我要土葬，你要記得，不要搞錯了，把我拿去火燒哦！」老伯伯一如往常地豁達。

「啊！我管你那麼多，反正你眼睛一閉，你也拿我沒辦法；要不然你如果不放心，到時候你再站起來看一看嘛！看那個地方有沒有合你的意？如果不合再換別的地方，這樣不就好了嗎？」兒子俏皮地回了話。

聽到他們逗趣的談話，就知道老伯伯的兒子完全遺傳到他的幽默感了。在外人看起來或許是有點沒大沒小，但其實他的兒子們是很愛爸爸的，知道常和爸爸開玩笑，可以化解沉悶的氣氛；知道逗得爸爸笑口常開，可以幫助紓解他身上的病痛。

過了幾天病情惡化，他的子女就將老伯伯接回家，這位熱心的老村長就在他熱愛的家中很安詳地往生了。後事的安排也都按照伯伯的吩咐，圓滿完成。

後來，我輾轉收到有生以來，最特別的一封感謝函。

院長大德：

貴院近年因績效斐然，深獲多數宜蘭縣民佳評，乃院長有先見之明暨領導有方，先父基於此因而成為　貴院之病患，在求診期間幸遇陳秀丹醫師，陳醫師除醫術精良外，對年老之長者更倍加關懷，讓大蘭陽地區長者病患，雖身受疾痛，心中仍然感受溫暖。

在　先父生命漸入末期，宿疾疼痛萬分之際，陳醫師除不時加以鼓舞外，並教先父心中常唸「南無阿彌陀佛」，以減輕其對疼痛之注意力，陳醫師的耐心及醫德，是吾等沒齒難忘。 先父已於今年七月十二日往生，吾等深深感受陳醫師仁厚之心，遂由衷函致 貴院，以表達吾等對宜蘭醫院及陳秀丹醫師的最深致謝。

這一封感謝函是寄給院長的，院長再轉交給我留存。它有別於一般家屬的統一署名，而是由每一位子女都親自簽名，並附上每個人的聯絡電話，讓我看了非常地感動。

這位純樸的老村長，年輕時和太太一起打拚，養活這一群孩子，還把他們教養得這麼好，每個人都有正當的工作，孝順又善良。老伯的熱心公益受到村民的肯定，甚至村子裡的一個公車站牌也以他的名字為名。老

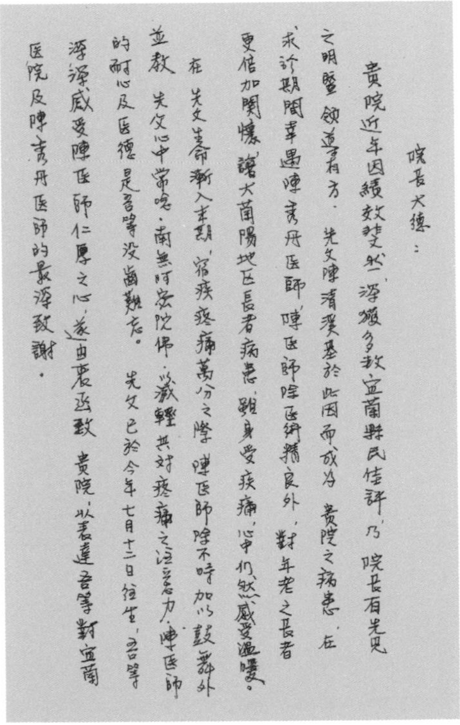

院長大德：

貴院近年因績效斐然，深獲多數宜蘭鄉民佳評，乃 院長有先見之明暨領導有方。 先父陳清漢基於此因而成為 貴院之病患，在求診期間幸遇陳秀丹醫師，陳醫師除醫術精良外，對年老之長者更倍加關懷，讓大蘭陽地區長者病患，雖身受疾痛，心中仍然感受溫暖。

在 先父生命漸入末期，宿疾痰痛萬分之際，陳醫師除不時加以鼓舞外，並教 先父心中常唸：南無阿彌陀佛，以減輕其對疾痛之注意力。陳醫師的耐心及醫德，是吾等沒齒難忘。 先父已於今年七月十二日往生，吾等深深感受陳醫師仁厚之心，遂由衷函致 貴院，以表達吾等對宜蘭醫院及陳秀丹醫師的最深致謝。

我輾轉收到有生以來，最特別的一封感謝函。

伯伯的太太在五年前過世了，走出喪偶的悲慟期，還能將心情調適得很好，不願增添孩子們的麻煩，自己也過得很自在，真是一位有智慧的老人家。我想，**伯伯豁達的人生正是來自他內心源源不絕的愛**。

這是一個很溫馨的案例，當初如果老伯伯的子女，還想要勉強留住他、想要急救他，那麼老伯伯就會活受罪很多天；但他們尊重老伯伯的意願，讓他較沒痛苦又有尊嚴地往生，我想這才是真正孝順的表現。

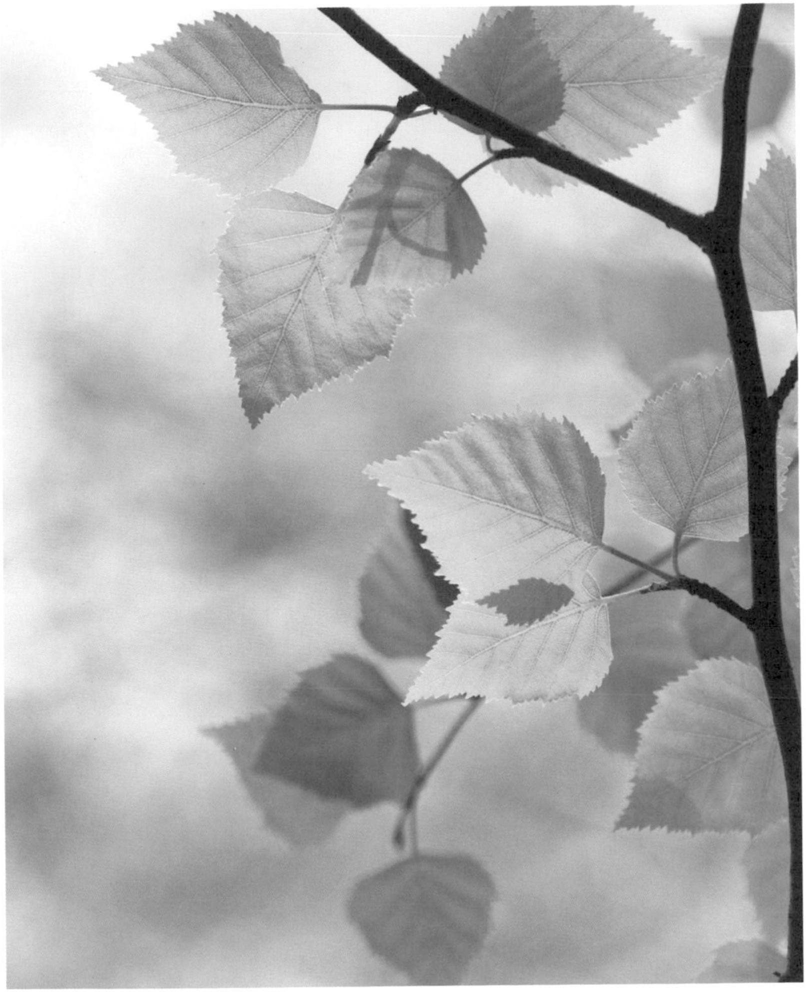

「人是不能『掛沒事牌』啊！
人什麼時候會死是不一定的，不是我們能主宰的，
還得要看有沒有那個命。」

值得敬佩的澳洲醫師與幸福的人瑞

醫院是冰冷的，人事物是陌生的，
家裏是他最熟悉最信任的地方，他的心情相對是穩定安適的。

有一位澳洲籍的主治醫師，他是一位相當知名的靈性照顧醫師，常應邀到臺灣及世界各地教學、演講，有一次我出席在菲律賓召開的「亞太安寧會議」，這位主講醫師開場的第一句話竟然是說：「其實今天我的內心是充滿著深度哀傷的，因為我高齡九十二歲的父親，就在我要出發來此地的前兩天，在家裡往生了……。」

他的父母親都是九十二歲，身體狀況大致上還好，只是年紀大了，動作比較緩慢一點；不久前父親因為肺炎住院治療，兩個星期以後病情惡化，主治醫師告訴病人及這位澳洲醫師：「老爺爺年紀大了沒有力量咳痰，肺炎越來越嚴重，加上多重感染，再繼續下去就會瀕臨呼吸衰竭，但是我不建議插管治療，因為只是拖延死亡的時間和增加病痛，對病人沒有實質的好處。」於是這位澳洲醫師就和父親、母親、太太（也是醫生）討論，大家都一致認為父親回家會比較好，於是請院方開立適量的止痛劑，就接老父親回家了。全家人請假陪伴他，老爺爺也很滿意這樣的安排，一星期後老爺爺很安詳地往生了。

第二年，這位澳洲醫師應邀來臺灣演講時，螢幕上秀出一張很溫馨的照片。一位滿頭白髮、面容安詳的老先生，躺在家中的床上；另一位同樣也是滿頭白髮的老奶奶則坐在搖搖椅上，身材微胖，表情十分慈祥，一手放在搖椅的把手上，另一隻手牽著老先生的手。兩個孫子站在床尾，看著老先生。

澳洲醫師說：「這是我父親在生命的最後一個禮拜，有太太、有兒子、有媳婦、有孫子的陪伴，在溫馨平和的氣氛中安詳地往生了。雖然很哀傷父親的離去，但是這樣的安排全家人都覺得很安慰，因為能讓父親在充滿愛的家中往生，總比在醫院來得好；**對父親來說，醫院是冰冷的，人事物是陌生的，很匆促，會讓他感到不安；家裏是他最熟悉最信任的地方，有老伴及兒孫的相伴，加上止痛劑的緩解病痛，他的心情相對是穩定安適的。**經過這次的事件，我更加相信，讓臨終病危的病患回家往生，是比較好的選擇。」

我們民間的傳統都希望親人能留最後一口氣回家，但我很敬佩澳洲籍的那位醫師，他雖然擁有很好的人脈、很好的醫療資源，可是他卻不濫用，他選擇對父親最有利、最有尊嚴的方式，只開給父親適量的止痛劑減輕病痛，並且全家團聚，**好好地陪伴父親，陪他走完人生的最後一個星期，而不是只留一口氣回家**。

目前臺灣有很多的家屬面對臨終的家人，即便病人就要往生了，但還是不能忍受病人死前的徵兆，會很緊張地將病人再送來醫院，結果送來沒幾分鐘就往生了；也有的是辦理病危出院，打算讓病人在家中自然往生，但回到家裏幾個小時後，發現病人「啊！怎麼還沒有死」，於是又很緊張地送來醫院。

和先進的國家比較起來，我認為臺灣的病人和家屬，需要多吸收醫療資訊，在生命的末期會有哪些徵狀？如何照料？都是需要了解的，才不會臨時慌了手腳。臨終時能夠在自己最熟悉的地方，有家人的陪伴，心情安定地走完人生最後的旅程，對臨終的人來說也是一種福氣，同時也能讓家中較小的晚輩，參與臨終病人的照顧，讓他們看到生命的逐漸消逝，感受到生命的可貴，也可以激發他們對生命的珍惜與熱愛，這也是死亡最深層、最重要的生命教育。**讓家屬參與病人死亡，有其正面的意義**。

我曾經在紐西蘭的醫院擔任一個月的觀察醫師，看他們如何照顧生命末期的病人，在那一個月中，我強烈感受到他們對於臨終病人的關懷與處理方式，不管是制度面或是觀念上，都比臺灣成熟太多。紐西蘭的醫院是很人性化的，如果病人即將死亡，他們會盡可能地將病人移到較大的病房，讓家屬在旁邊陪伴，醫師會給予一些讓病人較舒適的藥劑，如嗎啡、鎮靜劑，或是維生設備模式的重新設定或撤除等等，不會延長病人死亡的時間，這是很人性化的做法，也是臺灣的醫療制度可以學習的。

第二章
Chapter 2

愛他，所以決定讓他走

特種部隊英雄的感慨

在作戰的時候，看到同伴受傷無法救治時，
我們會選擇幫隊友早點結束生命，讓他好好地走，免得受苦。

有一次，我參加由安寧基金會主辦，宜蘭醫院協辦的社區安寧療護宣導活動，醫院派出多位同事參與。

來參加宣導活動的人，清一色都是上了年紀的老人家，在活動之前，主辦單位就提醒說：「這一群老人家有很多位都是社區歌仔戲班的成員，他們都很活躍、很敢講，如果妳講得不生動，可能會被噓下台哦！」我也回應主辦單位：「這個你們就不用擔心了，我一向很得老人緣，我會和他們玩得很愉快。」那次的活動，我全程用臺語配上誇張的肢體語言，還加上我特地從醫院帶來的一些醫療器材，像氣管內管、抽痰管、鼻胃管、導尿管及經過處理後的案例照片等。

結果那一場活動，老人家們都很捧場，從頭到尾沒有冷場，笑聲不斷、驚叫聲也不斷，他們很認真地聽，也很踴躍地發言提問。

因為活動辦得很成功，在回醫院的路上，大家都很開心地討論這一群可愛老人家的一些有趣的問答。有一位三十出頭的男性，我以前沒有和他共事過，也沒見過面，卻突然感觸很深地對我說：

「我以前是在特種部隊服役的，期間被國家派到國外參與作戰，在一次的壕溝戰裏，有一位隊友他是個外國人，被敵人射中腹部，當場血流如注，腸子也都流了出來，見到他這種血肉模糊的樣子，我當時嚇呆了，另一位隊友也是個外國人，看了這位中槍的隊友痛苦無助的表情，馬上拿起槍來朝他的心臟部位再補上一槍，隊友立即死亡。

即使過了那麼多年，那個景象我還是清清楚楚地記得。事實上，在戰爭中，像這樣穿腸破肚的人一定會死，隊友不忍心看他痛苦太久，再補一槍協助他早點解脫，這需要多大的勇氣啊！沒有人會懷疑，這就是戰場中偉大的同胞愛。大家朝夕相處患難與共，一起參與作戰有了很深的革命情感，都知道互相合作、互相掩護的重要，也知道作戰的危險性和不可預期的險境；彼此也都存有默契，在必要的時候，協助中彈的隊友趕快脫離痛苦。

因為經歷了戰爭的可怕與無情，回國以後我就辦理退役，到宜蘭醫院應徵工作，沒想到第一個工作竟是在急診室處理文書工作。我以前沒有受過任何醫療相關訓練，到醫院工作以後，我的所見所聞，讓我對目前的急救醫療行為感到很失望，因為這不是我心目中的醫療方式。

我對於醫療的認知受到很大的衝擊；在作戰的時候，看到同伴受傷無法救治時，我們會選擇幫隊友早點結束生命，讓他好好地走，免得受苦。但是，在醫院的急診室和加護病房裡，卻常常上演著醫生和護理人員，對著明知已經是無法醫治的病人，強壓心臟、電擊、插管，有時急救很久，甚至看到胸部焦黑、肋骨斷裂、牙齒脫落、嘴巴流血，整間急救室瀰漫著燒焦味。本來可以安詳辭世的人，卻要被急救成慘不忍睹的恐怖模樣。

醫療怎麼可以是這樣呢？醫院不是應該盡力幫助病人解除痛苦嗎？怎麼可以這樣增加病人的痛苦、延長病人的死亡時間？我認為這是在凌遲臨終的病人，這樣的醫療好殘忍，我實在無法認同。」

我從來沒有想過用這樣的極端情節，來和病人的急救過程相提並論，一聽到這位同事的感言，我非常地震驚。但是仔細想了想，以前看過的電影，不管是文藝片或是戰爭片，都曾看過類似的情節，只是對象不是人類，而是心愛的馬兒。

就像幾年前看過的一部電影，片名已不記得了，故事的情節也記不太清楚，但對其中的一個片段，印象非常地深刻。劇中，女主角擁有一匹高大、聰明靈巧、毛色烏黑亮麗的馬兒，女主角非常地疼愛牠，常幫牠擦身體、刷毛，親暱地對著馬兒說話，深情地擁抱牠。後來，在一次的高牆跳躍時，馬兒一時失蹄，重重地跌落倒地，瞬間聽到女主角的慘叫聲及馬兒的哀鳴聲；過了一會，女主角已經從地上站起來，可是她的馬兒卻仍躺在地上痛苦地呻吟，不論主人如何呼喊、如何撫拍，馬兒依舊躺著無法動彈。主人難過地抱著馬兒，親吻著牠，然後從腰間拿起槍，朝牠開了一槍，馬兒就死了，女主角再度深情擁抱她的愛馬，痛哭流涕哀傷不已。

每當看到這一類的電影情節，都會覺得很難過，我們都知道馬主人是愛馬的，這樣做是不得已的，也沒有人會去質疑馬主人對馬兒的愛，更不會去質疑開槍這個行為的對錯。

在戰亂中無法醫治的戰士，需要隊友的協助才能早點結束痛苦；在醫院臨終的病患，其實也需要減少病痛的拖累，不做無效的醫療，不拖延死亡的過程，臨終的患者才能免除過多的醫療傷害，走得較無痛苦。

我們並不是鼓勵安樂死，也不是縮短生命的劊子手，只是希望尊重生命，讓臨終的人依循著大自然的節奏，安詳自然地離去，不要刻意去加工做無謂的急救，徒增痛苦。就如這位特種部隊英雄說的：「愛他，所以才決定讓他走」。

樂天知命的老農夫

「你希望父親等你結婚後再往生，那你現在有女朋友嗎？」

「沒有。」

「那這樣就來不及了，結婚是件大事，總不能隨便找個人就結婚……。」

人們總認為，「把病治癒」、「把危急病人救活」，才夠格稱得上是一位好醫師，事實上，雖然那的確是身為醫師的神聖使命，但是，我認為，對病人，甚至對家屬而言，讓臨終病人不受疼痛折磨，能夠安詳離去，這才是醫師應該善盡的治療行為。

有一位七十幾歲的老農夫，在田裏工作時突然昏倒不省人事，被家人送進醫院急診室，到達醫院時已停止呼吸、停止心跳，經過心肺復甦術，只恢復心跳，呼吸則需要仰賴呼吸器。之後病人就住進內科加護病房。在第一次的家屬會談中，他的太太及數位子女都希望院方能讓他一路好走，不要再急救，而且要帶病人回家。但他的小兒子卻獨排眾議，極力主張急救到底，原因是他說父親生前曾多次問他何時娶老婆，也曾說：「你尚未結婚，我實在不放心。」因此，他認為一定要等到他結婚，老爸爸才會死得瞑目。

老農夫的太太和其他子女則表示，老農夫以前身體一向硬朗，喜歡和朋友泡茶聊天、喜歡到自己的田園走走看看。前一段時間，突然多次夢見祖先告知自己即將往生，於是他告訴親朋好友、鄰居，請他們在他往生後，幫忙安慰照顧他的家人，同時告訴他的子女一定要好好孝順母親；也告訴太太這件事，並清楚交代他的後事，他覺得自己的人生已經圓滿，沒什麼好遺憾了，如果能像夢中預告的，他希望自己能好好地辭世，不要急救、不要受病痛折磨。之前曾有一次他在朋友家泡茶時突然昏倒，但在救護車到達之前他就自然醒來了，這次他又昏倒了，家人以為他會像上次那樣一下子就清醒，所以沒有馬上叫救護車，想讓他稍作休息，但是等了幾分鐘後，他還是沒醒來，家人只好趕緊送醫。

經過詳細檢查，我告訴家屬，急救只會增加病人痛苦，若觀察幾天仍沒醒來，以後也不會醒來了。由於家屬有不同意見，院方也不便介入家庭紛爭，於是我問他的小兒子：「你希望父親等你結婚後再往生，那你現在有女朋友嗎？」

他回答：「沒有。」

我說：「那這樣就來不及了，結婚是件大事，總不能隨便找個人就結婚，但如果一直這樣拖下去，病人是很痛苦的，你的家人，尤其是你的母親會很自責，因為你的家人一直覺得，這樣是違背你父親生前的託付。病人住在加護病房，很多情況您沒有參與，包括抽痰、翻身、洗澡等。還是我將老爸爸轉到一般病房，方便你可以陪伴照顧，也可以感受一下病人的真實情況。」

和其他的家屬溝通後，我們決定讓病人帶著呼吸器到一般病房。一星期後，老農夫的小兒子哀傷地說：「整天看著父親被插管躺在冰冷的病床，還要抽痰、打針，我實在不忍看父親再這樣受苦了，請讓我帶父親回家吧！」院方也配合家屬，送病人回到家後，拔掉氣管內管，病人就往生了。

醫院的功能，除了進行各項手術、歡喜地迎接新生兒的到來之外，還有就是治療病人的病痛。對於透過醫療能恢復健康、減輕疼痛的患者，醫師當然要盡全力救治，這是醫師神聖的使命，也是責無旁貸的事；然而生命有終點，對於病情嚴重，已是藥石罔效的患者，醫師應該盡全力協助病人，讓病人在人生的最後旅程，能走得坦然、走得安詳，而不是強加病痛在病人身上。

一生奉獻給臺灣的神職人員

「讓她走吧！太痛苦了，

這樣的病情，在我們的國家是不會做插管治療的。」

很多年前我在臺北榮總照顧過一位神父，他年輕時由歐洲來臺灣服務，並在臺北設立了一座很有名的教養院，收容了很多身體殘缺、一般家庭不容易照顧的兒童。他用愛和關懷撫育他們，不為名利，全心地照顧，將他數十年的黃金歲月都奉獻在臺灣。然而卻在晚年罹患了帕金森氏症，意識也不清楚了，最後躺在床上需要專人照顧。

有一次，神父因肺炎呼吸衰竭住院，我很清楚地記得當時的主治醫師表示，依神父的身體狀況，如果急救插上氣管內管，他將會長期依賴維生設備，肯定是難以脫離。我實在捨不得看到這麼偉大善良的神父晚年要受這樣的苦，正在猶豫是否要為神父插管治療時，教會的其他人卻主張盡力急救，於是神父就被插上氣管內管，後來又做了氣切。

在那個尚未有「呼吸器使用天數規範」的醫療時期，神父就一直住在榮總。**想到他是那樣地慈悲、那樣地寬宏，一生都奉獻給距離家鄉數千公里遠的臺灣，生命末期卻還要遭受那麼多的苦**。每一次去看神父，我的心裏就非常地不捨、非常地難過。

神父就這樣長期躺在病床上，依賴呼吸器好多年才往生，經過十幾年了，每當想起神父，我還是非常捨不得他在病床上所經歷的苦，我一直很感慨，沒能幫助他及早脫離痛苦；如果神父可以表達自己的意願，我想他一定不希望在生命的最後這幾年是這樣過的。我告訴自己，如果再遇到類似的情形，我一定要努力，不會讓這樣的悲劇重演。

後來，有一位珍妮修女，她和神父一樣，無怨無悔地將她的寶貴青春奉獻給臺灣。在她八十幾歲時，走路不穩需要人扶持，生活起居也需要人幫忙，被醫院診斷出患有帕金森氏症，腦部也有腫瘤。當時在幫修女上麻醉藥，準備進行腦瘤手術時，發現她的上呼吸道結構異常，是屬於插氣管內管比較困難的。經過手術切除腫瘤，幾天後拔掉氣管內管，轉入一般病房後，由一位凱琳修女照顧她，她們一起在臺灣奉獻幾十年，感情就像家人般親密。

幾天以後因為上呼吸道阻塞呼吸困難，珍妮修女被插上氣管內管，再度送進加護病房。珍妮修女排斥插管，不斷試著用手拔管子，醫護人員見狀只好將她的手綁在床欄。呼吸道阻塞會有立即死亡的危險，必須長期插上氣管內管或是做氣切，當時的主治醫師和凱琳修女討論後，凱琳修女決定不做氣切，但過了一段時間以後，凱琳修女又猶豫了，改變心意同意讓珍妮修女做氣切。當我知道醫院有這一位修女時，我的心裏是蠻著急的，我不希望珍妮修女和那位神父一樣地受苦，於是打電話到教會找到了凱琳修女，我很誠懇地和她溝通，表明我的身分和我所認知的醫療情況，告訴她如果珍妮修女不做氣切，必須長期插管，做了氣切雖然喉嚨會比較舒服，但是生活還是很辛苦，需要人翻身、抽痰；經過歲月和病魔的摧殘，珍妮修女和以前年輕時的身體是完全不一樣了，沒有辦法回復到過去健康自在的生活。

同時，我也說了多年前那位神父的故事，我告訴凱琳修女：「我敬愛神父、我敬愛修女，你們奉獻一生給臺灣，做了許多好事，我不希望看到你們受苦，不希望看到你們活得沒有尊嚴。」

我還邀請凱琳修女到醫院參觀呼吸加護病房、呼吸照護病房，也參觀醫院的護理之家，讓她更了解病房內患者生活的情形。當我陪著凱琳修女一同到呼吸照護病房的時候，每見到一位病人，我就詳細地告訴她，這個病人是因什麼疾病來住院、為什麼會使用呼吸器？呼吸器已經用了多久？因為那裏的病人都住很久了，每個病人我都很清楚他們的病情。凱琳修女聽了，不斷露出驚訝的表情。

我又帶她去參觀護理之家，剛好有一位老阿嬤也是上呼吸道阻塞，做了氣切住在這裏，護士正好在幫老阿嬤抽痰，凱琳修女看了馬上告訴我：「陳醫師，我已經決定了，我不要她做氣切，我不要她長期受苦。」

珍妮修女因為在加護病房住了二十一天，期滿不能再住了，就轉到呼吸加護病房，由我接手照顧。我試著用類固醇及一些藥物，想要看有沒有辦法改善她的上呼吸道阻塞情況，結果都無法改善。看到珍妮修女這樣辛苦，我和凱琳修女聯絡，請示她的看法，凱琳修女告訴我，她們還有一位瑪麗修女，正從羅馬要到臺灣的途中，她專程要來探視珍妮修女的病情，等她看過再決定如何安排。

幾天後凱琳修女帶了瑪麗修女到醫院，瑪麗修女年紀也非常大，不畏長途奔波來看珍妮修女，由此可見她們的情誼是多麼地深厚。我向瑪麗修女描述珍妮修女的情形後，瑪麗修女立刻表示：「讓她走吧！太痛苦了，**這樣的病情，在我們的國家是不會做插管治療的。**」

我們決定隔天為珍妮修女拔管，同一個區域的神父也來了，他說：「陳醫師，其實妳說得對，珍妮修女這樣的生活太痛苦了，再治療下去生活一樣很辛苦。前一陣子我們才剛忙完另一位神父的後事，他也是因為呼吸道的問題，在醫院拖了一年多才往生，所以我完全了解，也完全同意為珍妮修女拔管。」

在拔管之前，我們先為珍妮修女舉行禱告儀式，我為珍妮修女開立了類固醇和適量的嗎啡，晚上珍妮修女面容安詳地走了，她的病痛也解除了。沒有讓修女的痛苦拖太久，我們都感到些許的安慰。醫院的一位同事也去參加了珍妮修女的追思彌撒。

幾天後，我打電話給凱琳修女問她還好嗎？凱琳修女回答：「陳醫師，我還好，謝謝妳。再過幾天，我也要回到我的故鄉養老，我會永遠記得臺灣有妳這樣的一位醫師，感謝妳為珍妮修女所做的努力，每一次的禱告，我都會為妳祈禱。」

聽她這麼說，我知道我做對了，同時我也很慶幸，有這位凱琳修女和神父一起來為珍妮修女做這件對的決定。

我非常感恩這一群神職人員，他們飄洋過海來到臺灣，將他們的一生奉獻給非親非故的臺灣同胞，真是太偉大、太讓人敬佩了；如果他們的晚年還要經歷這麼多的苦難，那麼我們就太對不起他們了。

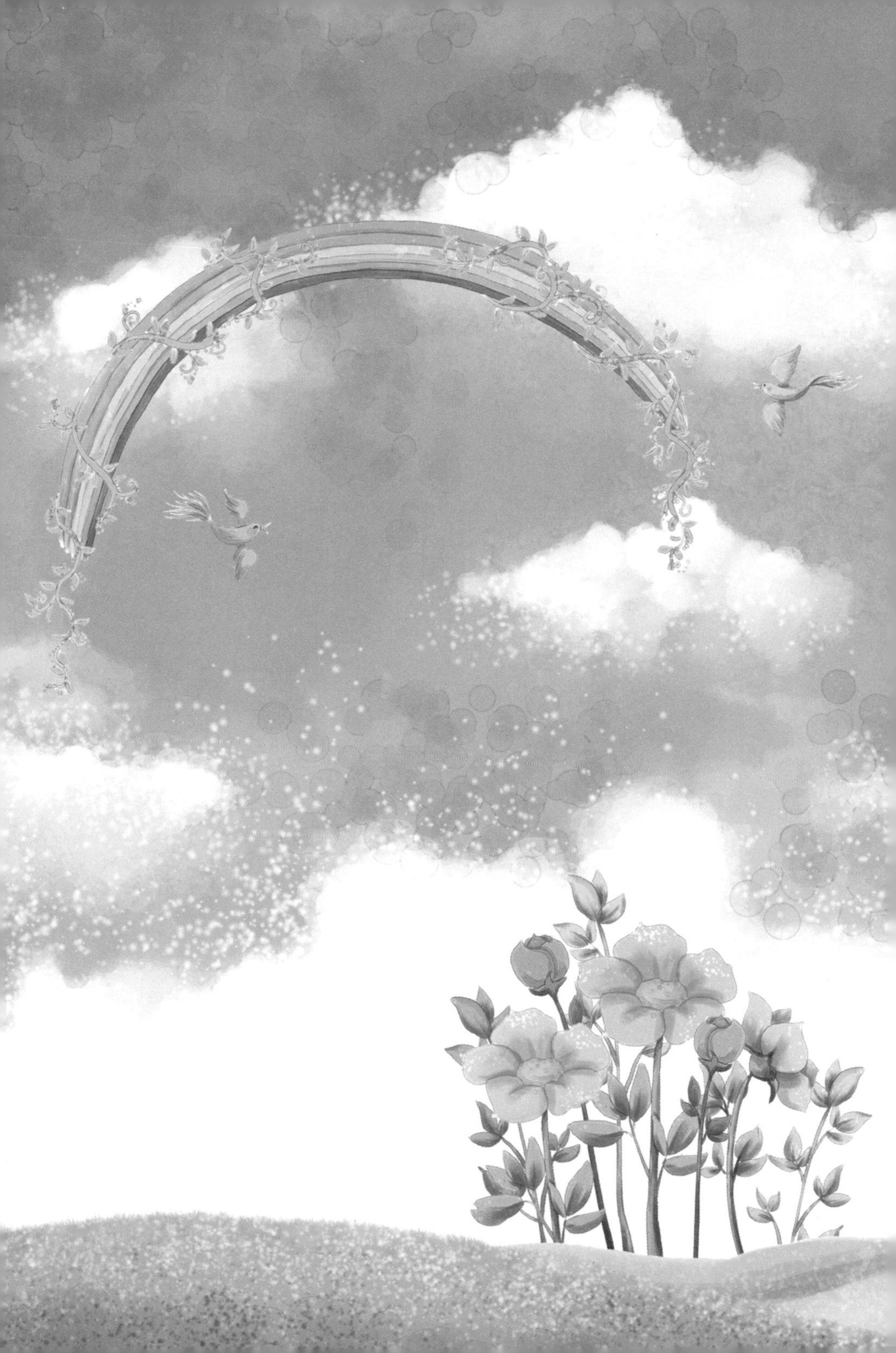

順應自然的師父

國人常用「不得好死」來咒罵所痛恨的人，可是我們在加護病房和病人無冤無仇，卻常常讓病人不得好死，身為醫療人員，我們是否該好好檢討所謂的延命醫療？

活著的意義為何？生存的希望為何？活著可以發揮所長，貢獻一己之力；活著可以享受大自然的美景，享受生命中美好的人事物；但如果身體是日夜椎心刺骨的病痛、復原無望，這麼惡劣的生命品質，還不如自然歸去。

有一位出家師父洗腎多年，由於腰間肌膿瘍住院一個多月，但病情一直惡化，許多併發症如肺炎也出現了，實在苦不堪言。他覺得自己的人生已經圓滿，沒什麼遺憾了，不想要再治療，要辦理自動出院。主治醫師建議他繼續治療，如此生命可以多維持一段時間。師父說他完全清楚，也知道醫師的好意，但他不想一直拖著病痛，這樣是沒有意義的。醫師最後同意師父的主張，而他的隨同侍者也聽從他的指示，辦理「自動出院」。

隔天，師父陷入昏迷，被緊急送回醫院急診室，急診醫師說如果要救命就要插管急救，否則病人很快就會死亡。師父的侍者和信眾當下決定進行急救，於是急診室醫師為師父進行氣管內管置入術，並送師父入加護病房。

經過詳細的檢查和病歷回顧，我研判以目前的維生設備和抗生素等治療，頂多只會多拖延一、二星期的生命，但活著的過程卻是非常地苦，加上知道他上次辦理自動出院的原因和細節，見他現在昏迷無法表達意見，為了捍衛他之前交代的意願，於是我請上次住院負責的主治醫師到加護病房來，向其他侍者及信徒解說師父曾經留下的心願，也請他們尊重師父的決定，讓他好好地走。信眾雖然不捨，但還是聽從醫師的安排，不再讓師父洗腎、不再使用抗生素。師父在鎮定劑、止痛劑的使用下，臉上的表情也逐漸柔和，第二天就安詳地往生了。

病人願意忍受極大的痛苦來接受治療，是因為相信病情可以好轉、可以健康出院；但若明白自己已無法醫治，即將離開人世，有誰願意多受一天的苦、多受一天的罪？

在醫療不發達的年代，有句話說：「好死不如賴活。」在那個貧困惡劣的環境裡，這句話的確有著激勵人心的作用，鼓勵人們勇敢面對困難、勇敢對抗惡運，珍惜生命不要有輕生的念頭；用在失意的人們身上，具有鼓舞的作用，有其正面的意義。但對於目前醫療科技發達的環境，這句話的使用我們就必須要慎重，例如用在臨終的病人身上就很不恰當了。

臺大知名的神經外科黃勝堅醫師就曾說：「只要給我一個有頭的人，我就可以盡量維持他的生命跡象很多天。」由此可知，現在醫療發達的可怕現象，就像「葉克膜」的使用；事實上，身為醫護人員的我們都知道，有很多的病人其實都已經呈現死亡跡象了，但還在使用葉克膜維持所謂的生命跡象。結果病人由四肢逐漸地發黑，直到全身發黑，拖了很多天，病人終究還是死亡了。像這樣所謂的生命，還能說是「好死不如賴活」嗎？

國人常用「不得好死」來咒罵所痛恨的人，可是我們在加護病房和病人無冤無仇，卻常常讓病人不得好死，身為醫療人員，我們是否該好好檢討所謂的延命醫療？

努力培育孩子出國留學的父親

這麼痛苦地活著，只因為我們想滿足：「我們的長輩還活著，我們還擁有他。」這樣的愛實在太自私了！

父母對子女的恩情有如天高地厚，孝經曰：「天地之性，人為貴。人之行，莫大於孝。」我們的民族思想，自遠古時代就注重孝道，這是傳統美德。孝順父母除了奉養、不要忤逆之外，在父母人生最後一程，減輕及不延長他們的疼痛，同樣是很重要的。

有一位大腸癌末期的老先生，昏迷時被家屬送來醫院，他的大兒子告訴醫生，父親之前交代，臨終時要好好地走，不要急救、不要插管；但他的小兒子表示，老先生一生努力賺錢、省吃儉用，送他出國唸書，如今事業有成才剛剛歸國，以前不能好好孝順他，現在當然要好好照顧他、報答他，不能讓他這麼快死，一定要盡最大的努力搶救。

大、小兒子意見不同，家族氣氛很差，連會客時間都常為了病人的問題爭吵，後來護理長為了防止爭端，只好另闢一個時段，請他們錯開會客時間，避免兩人在病房相見。

這個病人終究沒有清醒過，因為呼吸衰竭，做了氣管內管插管、還做氣切，呼吸器持續用了好幾個月，後來腎臟也衰竭了，因為血壓過低，一般的洗腎設備無法使用，還得使用較複雜的洗腎設備。

老先生的老朋友來看他，看到他身上插滿了大大小小的管子，這麼折磨一定很痛苦，老朋友很氣憤地說：「這個不孝子，真是可惡，如果知道他的小兒子會這麼不孝，當初就不該送他出國唸書。」

老先生的大兒子也很無奈，他想要遵從父親的意願，但他的弟弟卻不願意，而他年紀也大了，實在鬥不過年輕、學歷高的弟弟；老父親就這樣躺在病床，身體腫脹得非常嚴重，每天被打針，躺了十個月後，才因敗血性休克死亡，終於結束了他的苦難。

有一位學者說：「生命的意義，是用思想和行動來衡量，而不是用生命的長短。」當一個人躺在病床，插滿管子，靠維生設備維持生命，無法行動、無法言語，甚至因躺太久而引起褥瘡、深可見骨，沒有生活品質，只能維持著所謂的「生物式的生命」。**這麼痛苦地活著，只因為我們想滿足：「我們的長輩還活著，我們還擁有他。」這樣的愛實在太自私了！**

也有一個類似的案例，一位老先生年輕時很努力地工作、很辛苦地賺錢，後來他賣了好幾甲土地，供大兒子、二兒子出國唸書，他們在美國也有很好的成就，一個當了律師、一個當了會計師，可是這二十幾年來，一直都住在美國，從來不曾回臺灣，只有小兒子留在臺灣照顧他，也就是老先生眼中，沒有出國唸書，最沒出息的兒子。

老先生晚年得了老年失智症，人事不清，因中風昏迷入院，在這次的住院中，又發現他罹患了肝癌。他的小兒子知道了以後，請醫師讓老先生一路好走，不要氣管插管，同時聯絡遠在美國的兩位哥哥，並告訴他們，希望能讓爸爸善終，也請他們能回來送老爸爸最後一程。

不料老先生在美國的兩個兒子，知道父親的病情及弟弟的想法後，竟然遠從美國寄存證信函到醫院，要求醫師無論如何，一定要盡一切可能，全力醫治他的父親，讓他的父親維持生命跡象，否則要告醫師罔顧人命，沒有善盡醫師的職責。

臺灣的小兒子真是莫可奈何，院方也不想節外生枝，只好為病人插管急救，老先生就這樣一路從加護病房（住二十一天）、呼吸加護病房（住四十二天），再轉到呼吸照護病房，整個人腫脹得很厲害。拖了半年多，美國的兩個兒子，雖然極力主張救治父親，卻自始至終都沒有回來過臺灣，甚至連父親死了，也沒有回來，倒是臺灣的小兒子一直陪伴著他。

平時沒有在父母身邊的子女，他們的表現相當兩極化，有一派是贊成善終，讓病患好好地走；另一派卻是覺得自己長年在外，一直沒有好好孝順父母，內心愧疚有罪惡感，想要把握最後機會好好報答彌補，所以要拖延病人死亡的時間，也不管病人有多痛苦。幸好這兩極化的思想當中，還是主張善終的居多。

其實，維持這類假象的生命是要花錢的。例如一個缺氧性腦病變使用呼吸器和洗腎的病人，每個月除了家屬支付少數的二、三萬元以外，其餘都是健保給付，也就是全民買單，以此來滿足家屬虛假的孝順，這樣合理嗎？我們全國的人民，有必要為這樣的家屬而持續傷害老人家，讓他日夜折磨，不能早日脫離病苦嗎？**如果這個家屬真的捨不得老人家離去，那就將老人家和呼吸器帶回家，真正在家裏好好照顧他、陪伴他，不要叫全民花錢去做不人道的事。**

很多先進的國家，遇到這類的病人是不會醫治的，如果家屬執意要醫治，醫生也會拒絕，因為醫生不能傷害病人。臺灣的健保制度給付太浮濫了，雖然幫助了許多貧困的家庭，但也造就了許多苦難的病人。如果健保不給付不當的無效醫療，那麼很多的家屬就會選擇讓病人好好地走。臨床上我們也看到很多黑暗面，例如，健保規定病人使用呼吸器就可以長期住院，有惡劣的家屬會利用這項規定，明明病人已經可以不用呼吸器，必須出院了，卻強烈要求醫師不准拿掉呼吸器，有些醫生為了增加業績或其他考量，竟然也配合；因為病人在醫院，家屬每個月只需要付二、三萬元，比在家裡請看護照顧病人還便宜、還省事啊！

姊姊朋友的父親，去年因為身體不舒服進入某醫學中心檢查，得知是肺癌末期，癌細胞已轉移，醫師估計約還有半年的存活時間；他的家屬要求醫師不能告知病人實情，更忌諱談生死話題，總是告訴父親，只要配合醫師的治療，身體就會好起來，並且積極做一連串的檢查、吃藥、抽血及化療，後來也插了氣管內管，也急救過數次。老人家原本開朗健談的個性，被折騰得精疲力盡、全身病痛、苦到極點，甚至用僅剩微弱的氣息，數度要求：「讓我死！讓我死！」姊姊也曾多次勸朋友，讓老人家好好地走，不要再折磨他、不要再急救了，但都勸說無效。他說：「我也不想看爸爸這樣受苦，但是如果不急救，親戚和家人都會怪我不孝。」十個月後姊姊朋友的父親，肺癌加上多重器官衰竭，拖著滿身的病痛，在醫院過世了，**自始至終都不知道自己是得了什麼病，更別提交代後事了。**

聽姊姊的訴說，實在百感交集，看到父親的苦難、父親的哀求，卻不願及早讓父親脫離苦海，只因擔心親戚、家人質疑自己的不孝，難道這麼做就是所謂的孝順嗎？是親友鄰居的議論重要？還是父親真實的感受重要？我也遇到不少這類的家屬，我不禁要反問：**什麼叫做孝順？孝順就是要讓父母過得好，不要忤逆父母，不做讓父母蒙羞擔憂的事，真正設身處地為他們著想，不要讓他們受到傷害。**

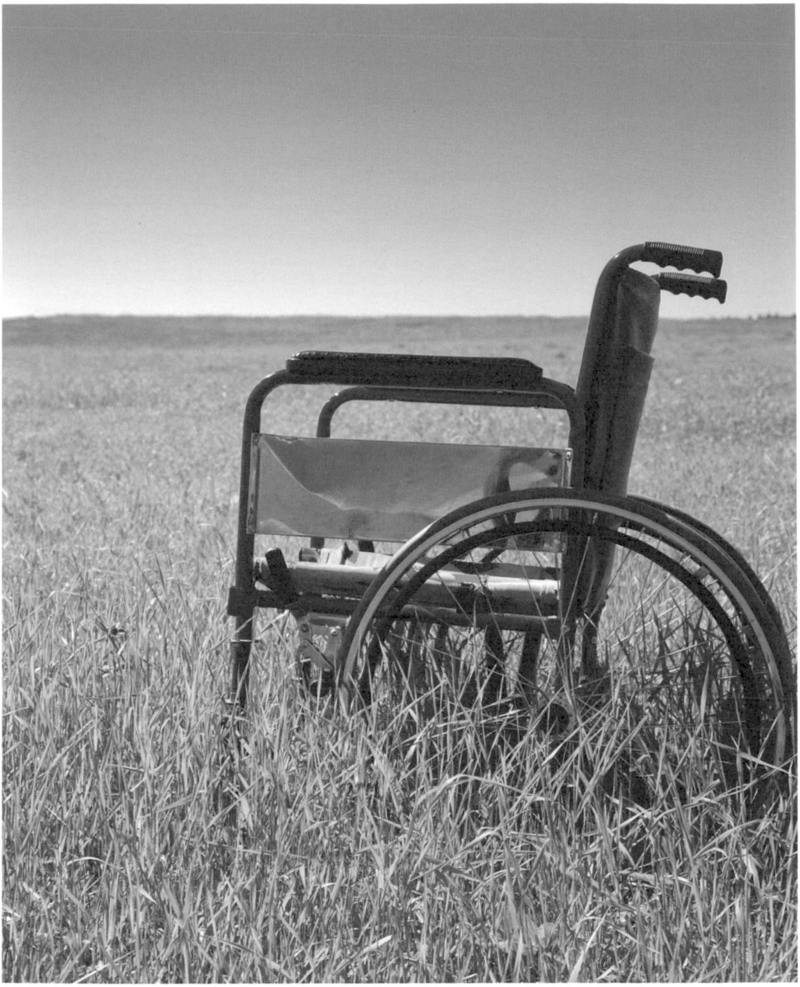

這麼痛苦地活著，只因為我們想滿足：
我們的長輩還活著，我們還擁有他，
這樣的愛實在太自私了！

偉大的母親及遺愛人間的兒子

曾有一位住院醫師感慨地說：

「為什麼越是ＶＩＰ的病人，就越是可憐？以後我一定不要當ＶＩＰ。」

一位護士回答：「你怎麼可能當ＶＩＰ？我們是不可能讓你受這種罪的！」

（聯合報／民國九十九年六月十五日）

通車四年的雪隧，前晚史無前例的封閉北上外側車道，為的是及時護送一顆心臟，完成一名器官捐贈者遺愛人間的心願！

這種「禮遇」連總統特勤車隊也不曾有過。

從雪隧到等待進行移植手術的臺北榮總，全程六十五公里，須穿越北宜高、北二高及中山高三處國道，國道九隊警方不但封道，還臨時變更勤務，與國道一隊員警各派警車接力開道，以近兩百公里時速狂飆，一路護送載著這顆心臟的救護車。

這名器捐者為四十二歲陳姓男子，因中風多年，前天進食意外噎住造成腦死。他不但捐出心臟，還同時捐出肝臟、胰臟、兩顆腎臟和兩個眼角膜及骨骼，因心臟取出後必須兩小時內植入，所以優先開道；肝臟等器官昨天凌晨以後陸續送抵，總計至少七名病患受惠。

救護車於十一時三十七分抵達臺北榮總，只用了三十九分鐘。安全送抵的心臟，成功移植在一名五十多歲婦人身上，一個生命重生。

這是一位中風的患者，因進食噎住氣管，到院時已無呼吸心跳。我看了他的病歷及檢查結果，告訴患者的母親：「如果觀察一天，病人都沒有清醒，日後要清醒的機會就很低了。您要有心理準備，他很有可能這一、兩天就會走了。如果他能度過急性期，那將會是長期苦難的開始，因為他會成為植物人，必須長期插管，非常辛苦。」

他的母親說：「他自從中風以後，很多事情都不能做，心情一直很鬱悶、很沮喪，已經很艱苦了。如果情況不好，就不要再讓他繼續受苦，讓他好好地走吧！」當下他的母親就簽下不急救同意書。

第二天，病人沒有清醒；第三天，瞳孔已放大；值班的主治醫師見情況無法挽回，請家屬會談。

「很抱歉，我必須告訴您一個壞消息，您的孩子腦部已經壞死了。」

「唉！我早有心理準備了，不要讓他太痛苦就好。」

「有一個機會可以為您的孩子做些善事，不知道您是否想聽看看？」

「什麼機會？」

「如果您的孩子可以救其他人的孩子，幫助他們延長生命，您是否願意將他的器官捐贈出來？」

母親聽了，思索了幾秒鐘後，說：「能幫助別人延長生命，也是件功德無量的事。我兒子無法再回來了，身體燒也燒掉了，到時候也是一堆灰，好！我同意讓他捐出器官。」

多麼感人的偉大母愛，她知道兒子再撐也是一時，再多的急救措施只會增加兒子的痛苦，所以忍住「白髮人送黑髮人」的哀痛，將這哀痛化為大愛，幫助了許多迫在眉睫、急需器官的人。因為沒有拖延，他兒子的一些器官功能相對較好，這對移植手術後的成功與否有相當大的助益，**結果他的器官，順利地幫助了七個人脫離苦難，他生命的意義，已經不再侷限在這個軀殼，而是更為寬廣了**，這位母親的抉擇非常有意義，也非常令人敬佩。相信受到幫助的這七個家庭，他們一定也非常非常地感激。

面對可能可以做為器官捐贈的患者，醫療人員的心情其實是很難過的，因為不論他是否會成為器官捐贈者，都代表著一個生命即將消逝。而對於願意捐贈器官的病人和家屬，我們更是懷抱著尊敬感恩的心，絕非見獵心喜。但基於醫生救人的天職，和病人愛的延續，**與其讓往生者留全屍火化而煙消雲散，不如讓生命以不同的方式延續；將可運作的器官，挪到急需器官的病人身上，解救他們免於死亡的威**

脅，重獲生機。

以下有一個對比的案例，是護理長告訴我的。

一位樂於助人的壯年人，發生心肌梗塞停止呼吸、停止心跳，先送到一所小型醫院，經過急救後再轉送到本院來，經過腦波檢查發現腦部缺氧過久，腦部已經無法正常運作。因為家屬認為他一直都很健壯，一定可以透過急救活過來，並且請託很多重量級的政治人物，來醫院關說，使得醫療人員壓力倍增，各科醫師幾乎都被指定會診了，沒有一個醫生敢將這個死亡的壞消息告訴家屬，免得引來不必要的指責。

於是，呼吸器持續使用著，因為血壓過低，用主動脈內氣球幫浦維持血壓心跳；因為腎臟衰竭，使用連續性靜脈對靜脈血液過濾術（註：即插入一支雙腔導管至大靜脈中，以二十四小時不中斷的方式，用較慢的血液流速，緩慢地清除體內多餘的尿毒素和水分。這和一般血液透析最大差別在於血流低速，慢慢地清除毒素，維持病患穩定的血壓，適用於加護病房內生命徵象不穩定的重症患者；因為操作複雜，耗費人力，價格昂貴，只能在加護病房內使用）。

每一次的會客時間，家屬總是在病人的耳邊說：「你一定要好起來哦！我們等著你一起出國去玩哦！」護理人員聽了很辛酸，做得也很無奈，回顧剛入院時這個病人身材壯碩、面容姣好、貌似熟睡，經過住院一星期以後，卻是全身佈滿管路——氣管內有氣管插管、鼻腔有鼻胃插管、脖子插有靜脈導管、手腕有動脈血管監測、鼠蹊部有大動脈插管、尿道有導尿管；腸胃道也出血，臉部扭曲變形全身瘀青浮腫，和剛入院時簡直判若兩人。這時作了電腦斷層掃描，發現病人腦部已液化，護理長實在看不下去了，她知道這個病人一定會死亡，沒有奇蹟了，不忍看病人再被折磨，也不忍家屬這樣辛苦奔波照顧，就私底下偷偷地告訴家屬，說他已無法救治，請家屬及早做好心理準備。

家屬聽了護理長的話，非常地生氣，並大聲地質疑：「人家醫師都沒說我的兒子沒救，妳只是護士，妳憑什麼說他沒救？醫師還在盡力搶救，妳卻先放棄，妳太沒有愛心，不照顧我兒子，妳太不應該了！」

護理長的好意被家屬曲解，眼看家屬這麼憤怒，也不便再多說什麼，只好看著病人繼續被折磨。幾天以後，心跳又停止了，醫師再度做ＣＰＲ（心肺復甦術）急救，壓了一個多小時仍然無效，但醫師也沒有出來表示要終止急救。這時，護理長實在按捺不住了，也顧不了上次被家屬責備，靜靜地走到家屬旁邊，委婉地告訴家屬：「如果你們有什麼習俗，現在就要說，如果要送回家裡，現在是時候了。」家屬這時才恍然大悟，趕快辦理出院，終於結束他的災難。

曾有一位住院醫師感慨地說：**「為什麼越是ＶＩＰ（貴賓級）的病人，就越是可憐？以後我一定不要當ＶＩＰ。」**

一位護士回答：「你怎麼可能當ＶＩＰ？我們是不可能讓你受這種罪的！」

事實上加護病房的同仁，看過太多的醫療實例，都了解醫療的極限，都表示如果是自己或家人遇到這類的情況，一定不能急救，不要讓這種無效的醫療帶來更多的痛苦。

所謂忠言逆耳，好人難做，護理長好心的明示，被家屬曲解引來怒罵；一位樂於助人的人，往生的過程卻是如此地受盡折磨，這真是一個令人嘆息、令人不忍的結局。

其實，**「壞消息」的告知也是很重要的**，如果醫師能即時告知實情，可避免家屬有不切實際的期待，讓家屬及早有心理準備，透過醫師詳細的解說才不會希望越大失落越大；透過詳細的解說，讓家屬明白死亡已成定局，**過多的醫療只是在凌遲病人，延長死亡的時間，再多的關說也是無濟於事**。如果家屬能了解醫療的極限，並接受這個事實，這位壯年人就可免去兩個星期的折磨，最後留給家屬的，也才不會是這樣慘不忍睹的回憶。

愛他，不就是要他過得舒適嗎？

失智的老先生竟對著太太說：

「怎麼辦！怎麼辦！我好喜歡那個女生哦！我要跟她在一起！」

什麼叫做愛？愛就是希望他活得好、希望他過得好。

在某個場合，聽到一個真實的故事。有一位老先生，身體硬朗，喜歡往外跑，但是他患有老人失智症，常常出了門就忘了回家的路，家人就必須勞師動眾地尋找他，帶他回家。因為他好動，家人也不忍限制他的行動，但家人都有固定的工作，實在沒有餘力每天跟隨照顧他，只好將他送到一所很好的安養院。

住在這個安養院裡，老先生得到很好的照顧，也有很多的同伴和他聊聊天說說話，日子過得很愉快。後來，失智的老先生完全忘了他已經結婚生子的事，在安養院認識了一位女士，朝夕相處有了感情；有一天，老先生的太太來安養院探望他時，他竟對著太太說：「怎麼辦！怎麼辦！我好喜歡那個女生哦！我要跟她在一起！」當他說這話時，根本就忘了眼前的這位，才是他結髮數十年的妻子。

親友知道這件事，就建議將老先生轉到別所安養院，離開那位女士，結束這段戀情。但他的太太並不這麼認為，她說：「愛他，不就是要他過得舒適嗎？愛他就是希望他沒有痛苦。在這裏他受到很好的照顧，也過得很快樂，如果強迫他離開這裡，他一定會很傷心，就讓他繼續住在這裏吧！」老先生就這樣繼續住在這所安養院，繼續和那位女士談戀愛。

這和我們一般的夫妻愛情觀是多麼不同啊！老太太這種愛是無私的、是愛的昇華——愛他不一定要擁有他、佔有他，而是單純地希望他過得好。「愛他，不就是要他過得舒適嗎？」老太太的這句話，很值得我們用心體會。

榮民伯伯的故事

「氣切啊？不要啦！因為脖子會多一個洞，繼續用插管就好了。」

有位九十二歲的榮民老伯伯，年輕時獨自隨著國軍來臺灣，在大陸還有一個女兒。老伯伯的身體一向硬朗，一年前突然中風，在臺北榮總救治後，因行動不便、需要人長期照料，而轉送宜蘭員山榮民醫院；幾個月之後，因為肺炎加上呼吸衰竭，呼吸器脫離有困難，在使用呼吸器超過二十一天後，轉入本院的呼吸照護加護病房。

陪同前來幫忙辦理住院的是一位先生，他並不是老伯伯的兒子，也不是輔導員，護理人員想要確認他的身分，便問他：「請問你是老伯伯的什麼人啊？」

他回答：「我和老伯伯很親啦！就是一貫道的道親啦！過去數十年來，老伯伯的生活起居一直都是由我和我的太太在打點，我當他是家裏的長輩，如果有什麼事，麻煩通知我就可以了。」

經過幾天的治療觀察，發現老伯伯的身體狀況已進入生命末期，沒有辦法康復了，隨時都可能自然死亡，但如果使用醫療維生設備，將會拖延死亡的時間，對老伯伯沒有好處，於是我打電話詢問那位道親的意見。

那位道親告訴我：「老伯伯在大陸有一個女兒，但她家裏沒有電話，聯絡不上。我正在努力拜託從臺灣去大陸的友人，請他們盡快幫忙傳達這個訊息，讓老伯伯的家屬能盡快來臺處理。」

經過一個星期，還沒有消息，我再次打電話去詢問聯絡的結果如何。

這次他回答：「大陸方面有回消息了，因為初次來臺，正在趕辦各項申請手續，包括簽證什麼的，可能還要一段時間，他的女兒表示不用再等她了，請醫院這邊看情形決定吧！如果老伯伯情況不好，請醫生不要強留老伯伯，不要讓老伯伯活受罪。」

幾天後，那一位道親要出國，他告知院方若有急事時，改聯絡另一位道親。當老伯伯情況危急時，我們就聯絡接手的這一位道親，並告訴他關於老伯伯的病情，他也表示：「就讓他好好地走吧！」並即刻來醫院簽署一些文件，後事也圓滿地處理了。

這位榮民伯伯，因為時代的悲劇，隻身隨著國軍來臺，遠離大陸家鄉的妻兒數十年，還好有好心的道親們陪伴生活，臨終時還有道親們的協助簽署，讓老伯伯能走得較不痛苦。這是一個很溫馨也是少數有福氣的榮民案例，因為還有很多的榮民老伯伯，他們的際遇就讓人很感慨，甚至氣憤；因為榮民享有退休俸，活著領有固定的補助津貼，有些不肖的家屬就會利用這一點，極力拖延榮民伯伯的死亡時間，讓他們的晚年招來不少災難。

還有另一位榮民伯伯，晚年才結婚，太太並沒有幫他生下孩子，還帶了幾個與前夫生的小孩一起嫁過來。後來，老伯伯中風了，被太太送到榮民之家；因為肺炎併發呼吸衰竭加上泌尿道感染，在榮民醫院插上氣管內管，轉送來宜蘭醫院的呼吸加護病房，入院時體重只有三十幾公斤，屁股有個很大的褥瘡，傷口附近表皮發黑，裡層都已經潰爛了，全身攣縮成一團。**平常我們若只是一個小傷口發炎，就會覺得很不舒服，而長在老伯伯身上的卻是個很大的褥瘡，深可見骨，那該有多痛啊？真是難以想像**。雖然伯伯已結婚，但生病了都住在榮民之家或是醫院，家屬也不來探視，感覺就像無親無戚，真是淒涼，看到這樣的老伯伯，實在很捨不得。

檢查發現老伯伯患有肺結核，肺炎也很嚴重，呼吸器是不能拿掉了；因為必須翻身，每一次為老伯伯翻身時，插著管子的他雖然無法喊痛，卻會露出很痛苦的表情。他的腎臟功能不好，一般的止痛劑會加重腎臟的負擔，我就幫他開立一些嗎啡止痛。

過了很多天，家屬都不來醫院探視，想要開家庭會議，家屬也都推說他們都住臺北，離醫院太遠了，又很忙沒時間來；我知道後，忍不住心裡想：「奇怪！臺北有很遠嗎？我也很忙啊！我每個星期至少往返一、二次，還好嘛！如果有錢可拿，看他來不來？」經過三催四請，還特地配合他們約了個休假日，好不容易家屬來了，他們卻表明要極力搶救到底，家屬的理由是：「我爸爸的眼睛還睜得大大的，還有意識啊！當然要急救，我們捨不得他走。」

家屬竟然無視老伯伯全身的痛，而且是極度的痛，看到這樣的家屬實在覺得蠻悲哀的，**如果真的愛他，為什麼都不來看他、不來陪他？反而讓他撐著劇痛，獨自在醫院受苦**。很多醫療人員不禁要懷疑，他們應該不是捨不得伯伯走，而是捨不得榮民津貼變少吧！

因為家屬要求繼續治療，加上老伯伯不識字，無法簽署不急救的文件，院方也只好讓老伯伯繼續受苦。但是我知道插管實在很不舒服，就詢問家屬：「要不要幫老伯伯做氣切，可以少一些痛苦。」

家屬回答：「氣切啊？不要啦！因為脖子會多一個洞，繼續用插管就好了。」

老伯伯的氣管內管就這樣一直被插著，過一段時間以後，小便也出不來了，醫療團隊實在很不忍心看他去洗腎，因為知道這只是增加伯伯的痛苦而已，經過多次不斷地和家屬聯絡溝通，幾個星期後，家屬終於答應老伯伯不用洗腎了，老伯伯這才結束了他悲慘的命運。

這位榮民伯伯雖然有家屬，生命末期卻比不上那一位在臺灣沒有家屬的榮民伯伯。前一位伯伯有道親的細心照顧，臨終也願意幫忙簽署不急救文件，讓伯伯少受很多苦。

有些榮民伯伯的際遇是很悲慘的，他們在臺灣沒有結婚沒有家屬，長期住榮民之家，臨終時他們的輔導員也不願幫他們簽不急救文件，甚至還告訴醫師：「你們就盡力救治、盡力搶救吧！」院方只好不停地搶救，有時明明已經死亡一個多小時了，還持續按壓心臟急救，**醫師很無奈卻又不能鬆手，因為擔心萬一什麼時候，突然冒出個家屬要來控告醫師沒盡力搶救，醫師就麻煩了，這是法律不周全的悲哀。**

關於榮民伯伯的故事，我其實看到的還很多……

有位榮民伯伯快九十歲了，一直都未婚，直到最近幾年才娶了一個非常年輕的大陸配偶，後來因為中風加上呼吸衰竭住到榮民醫院，又轉送到陽大附醫。這位年輕的太太打扮入時，她表示她的臺灣身分證應該最近就會發下來了，便要求院方要盡力搶救她的先生，盡力拖延一段時間，好讓她順利取得臺灣的身分證。

年輕的太太第一天到醫院就和伯伯起爭執，伯伯表現出很激動的樣子；之後的日子，院方常聯絡她，希望她能來看伯伯，她都推説很忙沒空，偶爾來了也和伯伯鬧情緒，每次伯伯都很生氣；想想還蠻可憐的，熬到晚年了才娶太太，以為可以享受遲來的幸福，安度餘生，不料卻只有受氣的份，太太也只關心臺灣證件的取得，將來老伯伯往生了，國家卻還得繼續給這位年輕太太一半的薪水，直到這位年輕太太往生為止。

還有一位榮民伯伯，九十歲出頭，育有多位子女，原配是臺灣人，但在幾年前過世了，伯伯經人介紹娶了一個小他五十幾歲的大陸女子，伯伯把所有積蓄都交給她，還把名下一千多萬的房子賣掉，錢全部拿給第二任的妻子，第一任太太生的孩子都沒有分到任何的財產。這種做法，引起親生兒女們的不滿，以致於在伯伯的生命末期，只有一個小女兒還願意來看他，這個小女兒比第二任太太還大上好幾歲。

這位伯伯已是癌症末期，滿身病痛，加上呼吸衰竭，小女兒來看他時都表示很不忍心，每次看到爸爸痛苦的模樣，都難過得哭了。但是第二任的太太卻很強勢，要求醫生無論如何都要盡力救治。國家照顧榮民伯伯的善意，卻得到反效果。伯伯與兒女不親，新太太只要錢、只要臺灣身分證，伯伯還要拖著痛苦的老命配合，這也是一個很悲哀的案例。

遇到類似的情形，我心裏都很難過。榮民伯伯年紀大了，判斷力有的變差了，禁不起誘惑娶了年輕的外籍新娘，但卻不是幸福的開始，反而是悲情的演出。

除了難過之外，我不禁想是否應該修法規範，讓我們全民納稅的錢用得更有意義，真正保障榮民伯伯的權益，才不會讓這類假結婚真謀財的悲劇不斷發生。

第三章 Chapter 3

無效的醫療，不要再延伸

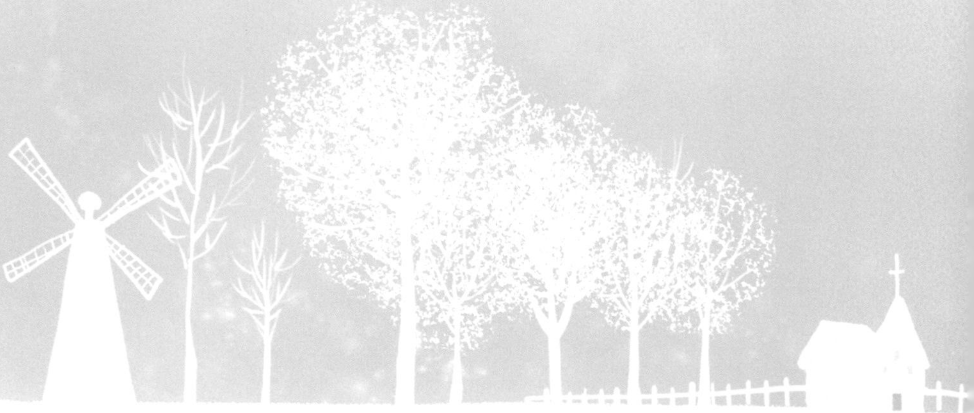

我不知道自己快要死了

就醫療人員而言，「病人最大，家屬其次」。
我們又如何能知道，家屬為病人所做的決定，
是為病人最大的利益做考量？
還是為家屬自己的利益做考量？

在這個日新月異、網路發達的時代，民間仍流傳著一種牽亡魂的儀式，據說去求助的民眾還是很多，大多數是因為太想念已故的親人，想知道他們現在過得好不好。也有很多是因為親人突然過世，沒有交代遺言，他們想試著用這樣的儀式，去

了解已故的親人是否有什麼未了的心願，有什麼想要交代的事。簡單地說，就是希望求得生死兩相安。

一位六十歲出頭，肝硬化合併肝癌的病人，因併發肝腎症候群，由普通病房轉入加護病房。肝腎症候群是一種很嚴重的併發症，通常病人在短短的幾天之內就會死亡。當我初次要去探視這位病人時，護士把我拉到一旁，很小聲地說：「這位病人不知道真實的病情，不知道自己快要死了。」第二天，我發現病人的小便量還是很少，肝腎症候群的診斷是確定的，我希望趁他現在還有意識、還能講話時，能及早做安排，以免之後昏迷，無法和家人話別，這對病患、對家屬來說都會是很遺憾的事。

於是我很柔和地告訴病人：「先生，你的情況不太樂觀，日子可能不久了，請你要有心理準備，可以利用現在還有體力的時候，盡早跟家人說出你想說的話，對身後事也要有所安排。」病患聽到這樣的話，眼淚掉了出來，然後告訴我，他會好好地想一想。

隔天，他的女兒來探病時，發現父親已經知道他將不久於世的實情，非常地生氣，破口大罵我沒天良、沒愛心，害她的父親這麼傷心。儘管我告訴她是出於好意，是為了讓他有足夠的時間跟親朋好友話別、交代感情及後事，但他的家屬當下還是很不諒解。

經過這次的經驗，我也深自反省，若再遇到類似的情形，一定要事先和家屬商量，要更圓融慎重地處理，事先取得家屬的共識後，再告訴患者，以期有較圓滿的結果。

其實，我一直感到很憂心的事情是，**因為醫療知識的不對等，導致病人或家屬做出錯誤的決定**。例如已是癌末且癌細胞多處轉移、即將往生的患者，還被家屬要求要化療、急救、插管……等。這些醫療措施，徒增病患的痛苦，也對病患無絲毫實質的利益。在很多國家，如果病患意識是清楚的，醫療人員不得對病患隱瞞病情，更有義務告知實情，而國內的醫師卻經常被家屬要求隱瞞。有些醫師基於職責，向病人說出實情，卻被家屬責罵，甚至被家屬毆打的情形也都曾發生過。

有些癌末病人，被隱瞞病情，他不知道自己即將死亡，經家屬要求被急救，被安排化療、插管，但是癌細胞持續在蔓延，癌症本身一直在惡化，病人也會感到越來越痛苦、越來越虛弱，心裏一定會有很多的疑問，他的子女到底在幹什麼？為什麼要幫他選這麼爛的醫院？他的主治醫師怎麼這麼「兩光」，都醫不好他的病，害他身體越來越虛弱、越來越痛苦？最後，甚至被剝奪交代遺言的機會。**就這樣被折磨到死，還死得不明不白，你說他能不怨恨嗎？**

臨終的人，一定要能夠接受自己將要往生的事實，後事才能交代清楚，家屬與病人都有共識，才能做到趙可式博士所說的：「**道謝**、**道歉**、**道別**、**道愛**」；唯有如此，病人才能夠放下重擔，才能走得坦然、走得安詳。

但是在醫院裡，我們仍然很常看到家屬採取隱瞞病情的做法，甚至病患都被開刀、被化療了，還搞不清楚現在是什麼狀況。

例如有一次，我問一個病人：「阿伯啊！你是開什麼刀？」

阿伯回答：「我也不知道啦！聽說好像有生什麼東西啦！我兒子叫我開刀，我就開刀啦！」

國人很忌諱談死，連「四」也都能避則避，醫院不能有四樓、病床不能有四號、門牌最好不要有四、車牌不能有四、電話不能有四號等不吉利字眼。事實上，忌諱談死，死亡就不會到來嗎？門牌不是四號，就一定能長命百歲？火災、車禍意外傷亡的車牌一定都是四號嗎？

生死有命富貴在天，有很多事不是我們能操控的，「**藥醫不死病，佛度有緣人**」，很多時候不是光靠醫療或是病人的求生意志力就能改變的。

什麼時候，國人才能進步到，醫生將病人的病情據實告知而不會被家屬責備？**就醫療人員而言，「病人最大，家屬其次」，一切決定都應該也必須是站在病人的最大利益來考量，要尊重病人的自主權**。病人有知的權利，再說世風日下，我們又如何能知道，家屬為病人所做的決定，是為病人最大的利益做考量？還是為家屬自己的利益做考量？

曾經有個案例，一位癌細胞擴散臨終的老先生，被女兒送進醫院，父親知道自己即將死亡，要求不要插管、不要多受罪，希望能盡快了卻病痛，告別人世；但他的女兒卻強迫醫師一定要幫她父親插管，要求醫生不能見死不救。

但是因為插管非常地痛苦，老先生清醒時不但自行拔掉了管子，也要求不要再插管，他的女兒就對護理人員說：「你們真笨耶！不會等他意識不清時，再幫他插管，你們一定要盡力救治他。」

醫療人員面對這樣的要求，雖然覺得很不合理也很無奈，但是基於女兒的強烈要求，老父親再度被插管。為了防止他清醒時又自行拔管，只好將他的手約束綑綁。

接下來幾天，他的女兒並沒有再來看他，直到半個月後才終於又出現了，還帶了律師、證人、攝影師到護理站，第一句話不是問病人有沒有好一點，而是說：「我爸爸清醒了嗎？我有帶攝影師、律師、證人來幫我作證，我要辦理財產轉移。」原來她拖延老父親的生命，是為了爭取時間，以便順利獲得父親的財產。

護理人員私下很氣憤地說：「天底下怎麼會有這麼不孝的人？真是太可惡了！」其實，根據安寧緩和條例的精神，這樣的病人是不應該被插管的，很可惜有一些醫療人員不想和家屬起衝突，只好犧牲病人的權益。因為病人死了不會告醫生，但是家屬卻可能會無理地騷擾醫生、控告醫生啊！

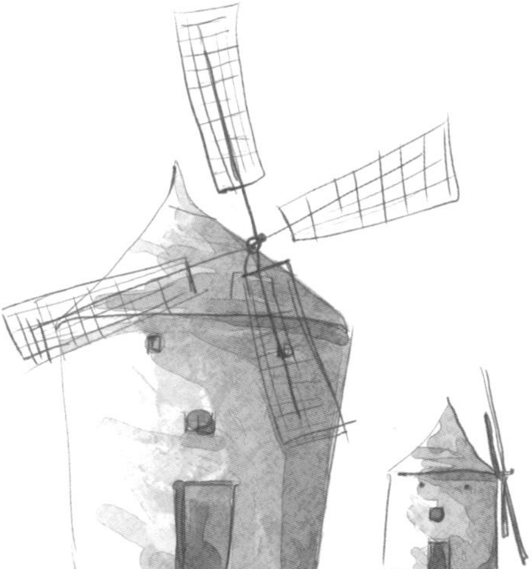

無法承受的愛──再繼續治療，我就要告你們！

「不計一切代價去努力延長病人死亡的時間，是一種殘酷的仁慈。」

有一位女性患者，一年前被某家醫院診斷出惡性腫瘤併腦部轉移，經過數次的放射線治療後，醫師表示這已是癌症末期，請他們要有心理準備，但是他們決定再尋求另類療法，就沒有再回到那家醫院。最近患者因為右手非常地腫脹，且頭痛嚴重、呼吸困難，而來本院治療。經過檢查，發現癌細胞已轉移至腦部、肺部。病人知道自己已經是回天乏術，再治療也沒用，她要求出院回家，但她的先生卻強烈地要求醫生，要為她插管治療，否則要告醫生瀆職見死不救。

她的主治醫生研判病情，知道病人即使接受治療，大約也只剩數週的生命；雖然病人本身及子女都主張不要插管、不要治療，但由於她的先生態度非常強硬，病人在先生的面前便也不敢再多表示意見。

由於插管非常地不舒服，也不能發出聲音說話，病人只好寫字條表達：「**不要再治療了，如果再繼續治療，我要告你們**。」護理人員好心地將這張字條交給她的先生看，希望她的先生能尊重病人的決定，沒想到她的先生竟然當場就把紙條給撕掉了。

幾天後，病人利用翻身時的空檔，氣憤地自行拔管，不到幾秒鐘臉色就發黑。無奈的主治醫師還是得遵照她先生的主張，再度為病人插管。甚至為了避免她又自行拔管，只好將她再綑綁得更牢固。

因為上腔靜脈症候群的關係（手腫脹加上頭痛），醫生又幫病人安排放射線治療數次，希望能舒緩症狀，直到她的血壓不穩定，必須使用升壓劑才停止放射線治療。負責放射線治療的工作人員表示，病人在將要被移到治療床時，呼吸器暫時脫離幾秒鐘，臉色就發黑，接上呼吸器後，她用極為厭惡、猙獰的眼睛，狠狠地瞪著放射線的工作人員。由於放射線治療的醫護人員都知道她的情況很差，不久就會死亡，因此病人這樣哀怨、痛恨、犀利的眼神，讓他們感到極度不自在，甚至害怕，但基於工作的職責所在，也只能硬著頭皮繼續幫她完成放射線治療。

有位護理人員，曾經將她的心情寫在部落格，她說：「自己從事放射線治療工作以來，一向都很盡心盡力、動作輕柔地接觸病患，深怕一個不小心，或是動作稍微大一點，會引發病人的疼痛。因為我們的用心，病人通常都能體會，病人來做放射線治療，對工作人員也都很友善。在四目交會的瞬間，從病患的眼神中，就能感受到病人的感謝與信任。但在為這位病人服務的過程中，我覺得自己很受傷，甚至一度懷疑，病人的先生一定很痛恨這個病人，才會用這樣的手段來折磨她，用病人的痛苦來達到報復的目的。」

每次會客，病人的先生總是說：「妳會好的！加油哦！只要呼吸好一點，我們就可以回家了。」事實上，病情每況愈下、痛苦程度加重的狀況，病人自己是最清楚的，然而她所受的苦，卻無法獲得先生同理心的支持，她內心的苦、內心的恨，無法宣洩，只好咬牙切齒、深惡痛絕、忿恨難消地轉移到醫療人員身上。

住院期間，我與安寧團隊的護理長也多次參與家庭會議，試圖想讓先生了解，大家都盡力了，但是生死有命，不是人力所能扭轉的，希望他能同意停止這種只會增加病人痛苦、剝奪病人善終的醫療，但都無功而返。

病人的女兒說：「就順從我爸爸的意思吧！我想爸爸是深愛著媽媽的，他捨不得媽媽離開，我也不想看到爸爸難過。每一次爸爸要媽媽再撐一下，媽媽也都沒有表示意見，我想媽媽也不想違背爸爸的主張吧！」

先生也私底下告訴我：「我很痛苦，每天晚上我都在家裏哭，我還想再拚，我不想失去我太太。」

因此這個病人，就這樣在加護病房與呼吸照護病房住了一個多月，最後陪伴她的是呼吸器、氣管內管、鼻胃管、中央靜脈導管、點滴幫浦、週邊靜脈導管、導尿管，全身浮腫瘀青、臉部扭曲變形地在病床上往生了。**最後這一幕病人痛苦且面目猙獰的影像，想必會深深地烙印在家屬的腦海中。**

病人沒有獲得善終，家屬就失去了與病人好好告別的機會。太太受苦，先生也被質疑，這是多麼悲哀的一件事情啊！真是無法承受的愛。我相信這位先生是深愛著他的太太，但是愛的方法卻不是我們這一群醫護人員所能理解的。他用他自私的心，想要留住太太，卻讓太太痛苦萬分，像這樣類似的情境，在臺灣的醫療過程中卻常常發生。

學者田立克有句名言：「不計一切代價去努力延長病人死亡的時間，是一種殘酷的仁慈。」

在英國、紐西蘭、澳洲等這些生命末期照顧良好的國家，像這樣的病人是不會被插管的，即便家屬強烈地要求，醫生還是會拒絕給予這樣無效的醫療，而這些國家的醫療人員都受到國家法律的保障，醫生會以病人最大的利益來考量，醫生不會做無效醫療這類愚蠢的事。

法律的不周全和先進醫療設備的濫用，將使得未來會有更多的人，包括你、我都有可能面臨不得善終的大災難。為了我們自身的權利，也為了減少龐大的醫療浪費及社會成本，希望能透過輿論制衡的力量，盡速修訂法律，讓臨終的病人都有善終的權利。

無論如何一定要讓她撐過這個年

「啊！管子拔掉三天了，怎麼還沒有死？」

春節近了，宜蘭郊外處處瀰漫著涼爽清新的空氣，花草樹木也迫不及待地伸出嫩綠的枝芽，原野草色青青，油菜花田滿佈金黃，蝴蝶飛舞其間，蜜蜂穿梭採蜜忙，鳥語花香美不勝收，讓我忍不住多駐足享受一下這渾然天成的美景。街上商家琳瑯滿目的應節商品，提醒著人們一年一度的春節就要到了。

不過，並不是每個人都能開心地迎接這重要節日的到來。

有一位老奶奶，中風三年意識不清、終日臥床，一年前被診斷出一種難纏的癌症，經過多項檢查評估後，醫師告知家屬，老奶奶的情況不適合接受開刀或者化療等，多做只會多折騰老奶奶，家屬也接受醫師的建議，帶奶奶回家。

農曆的十二月中旬，老奶奶因為呼吸急促，家屬呼叫救護車，在送來醫院的途中，老奶奶就已經停止呼吸心跳，到達醫院時，急診醫師看了病歷告訴家屬：「老奶奶再急救也只是拖累，她現在的樣子很安詳，就讓她好好地走吧！」

家屬卻堅持：「醫師！過年到了，拜託！拜託！讓她撐到過完年，我們家是做生意的，這時候大家都很忙，年貨也早已訂購進貨了，如果家裏辦喪事，還有誰敢來我們家買年貨？」

醫師只好無奈地幫老奶奶急救，經過數分鐘的心臟按壓、插管，之後心跳回復，老奶奶被送入加護病房。剛開始幾天家屬還會來探視，但在過年的前幾天就沒來了。護理人員聯絡家屬前來醫院商討後續治療方式，主治醫師告知家屬：「病人昏迷指數只有三分，有自發性的呼吸，應該可以脫離呼吸器轉到一般病房。但是沒有咳痰、吞口水的能力，如果拔掉氣管內管，會因為口水嗆到而死亡，如果一直含著氣管內管，病人也太痛苦了，而且呼吸也比較費力，做氣切可以預防口水嗆入肺部，也可以抽痰。」

「這麼老了，做什麼氣切啊！」家屬回答。

「如果沒有特別變化，老奶奶這兩天就可以轉到一般病房，麻煩家屬要有準備，屆時你們要來陪伴照顧。」醫師繼續解釋。

「年到了，很忙沒空到醫院照顧啦！」

「也可以請看護啊！只是過年期間費用可能比較高。」

「啊！醫生！這個樣子怎麼可以去一般病房，以後再說吧！無論如何你們一定要幫忙撐完這個過年。」

後來幾天，家屬都沒有來醫院，請家屬來看望老奶奶，家屬竟然回答：「大過年的，到醫院不吉利。」

聽了真是令人很感傷，家屬要求急救，卻又不來探望。

年初四，院方聯絡家屬告知病人即將轉到一般病房，家屬很生氣地說：「你繼續把她留在加護病房啦！一支氣管內管放在嘴巴，叫我們怎麼照顧？我們也沒有空啦！」

加護病房床位已滿，還有別的重症病人等著進來，家屬不肯來醫院，值班醫師不得已，只好將老奶奶送到呼吸加護病房，結果這個病人就成為當時該病房唯一不必使用呼吸器的患者。初五，我請家屬來醫院開家庭會議，問他們：「老奶奶一定要含著這個管子以免嗆到，氣切你們又不同意，長期含著管子也痛苦，經過這麼多天了，你們有什麼想法嗎？」

「醫生！不然就把管子拔掉啦！」

「把管子拔掉奶奶可能很快就走了，你們可以接受嗎？」

「都已經到這種地步了，就讓她順其自然吧！」

「那你們要不要帶老奶奶回家？」

「醫生！妳先幫忙把管子拔掉，我們再帶她回家，不然回家沒有馬上斷氣，看她喘我們也不好受。」

「好吧！但是你們不可以後悔哦！管子拔掉我就不會再插回去，因為那樣對老奶奶太不人道了，麻煩你們每個人都要在同意書上簽名。」

拔掉管子後，老奶奶的呼吸也還算順暢，只是護理人員必須每隔半小時至一小時，抽一次口水，有時還要經由鼻腔進入氣管內抽痰。第三天，我要將老奶奶轉到一般病房，通知家屬來病房陪伴照顧。

「啊！管子拔掉三天了，怎麼還沒有死？」家屬劈頭就問。

「因為護理人員都有幫忙抽口水、抽痰，老奶奶才能多撐這幾天。」

「抽痰她也會很不舒服，你們就不要幫她抽啊！再說我們哪有閒人一天到晚在醫院照顧她。」

「其實你們可以將老奶奶帶回家了，沒有人常常替她抽口水、抽痰，她很快就會走了。」

「回家我們不知道怎麼處理，還是在醫院往生比較方便。」

「那就轉到一般病房，不過那裏沒有充裕的護理人力，可以這麼密集地抽痰，奶奶應該很快就會走了。」

「沒關係！我們都已經準備好了。」

就在轉到一般病房幾個小時後，奶奶就自然往生了。就這樣子，在沒有年節的歡樂氣氛、沒有兒孫滿堂的陪伴下，只是一個人孤零零地躺在病床，讓陌生的醫護人員、此起彼落的呼吸器運轉聲和吵雜的儀器監視警告聲，陪伴她度過生命的最後一個春節。

多挨了這二十幾天，總算如家屬的意，沒有在過年期間辦喪事，老奶奶也卸下了這個最後的任務，結束了她的病痛。

急救是在救病人，還是在治療醫生和家屬？

「你幹麼去壓她？都已經是生命末期的老人家，這樣很缺德耶！她苦你更苦。」

無效的醫療讓病人受苦、家屬也不好受，醫療資源白白浪費，其實醫療工作者內心也受到衝擊，甚至身體也受到傷害。

我有一位很優秀的學長，為了幫一位肺癌末期，昏迷入院的老奶奶做心臟按壓，結果造成自己腰椎骨折。後來，老奶奶入院不到一天就死亡了，我的學長至今十幾年了，每天卻還是飽受腰椎疼痛之苦，真是**病人苦，醫生更苦**。

我曾對這位學長說：「你幹麼去壓她？都已經是生命末期的老人家，這樣很缺德耶！她苦你更苦。」

學長無奈地回答：「我也不想壓啊？是她的兒子不放棄啊！」

有很多的案例，就是病人在到達醫院前已經停止心跳、停止呼吸，家屬仍要求盡力急救，這類的病人絕大多數還是以死亡收場，少數急救成功者也成了植物人。大部分這類的病人都被做了氣切，最可憐的是那些還必須使用呼吸器的植物人，回不了家，也回不了安養院。

這類病人長期佔據病床，不僅耗用寶貴的醫療資源、健保資源，還製造很多醫療廢棄物，更糟的是真正需要救治的病患，常因苦等不到床位而權益受損。我們也常聽到家屬抱怨，病房不足，一床難求。

姊夫的舅媽住在臺南，很多年前被臺南的一所教學醫院檢查出罹患鼻咽癌，必須開刀，但院方表示沒有床位，請家屬等候通知。舅舅也多次詢問醫院，但得到的答案都是一樣「目前沒有床位」，要再等候通知。就這樣等了三個多月，才終於有床位可以住院開刀了。

事後姊姊曾經很疑惑地問我：「醫生診斷出癌症，也告訴舅媽需要開刀，但若要開刀，不是要盡早開比較好嗎？多拖延了三個多月，癌細胞不是會長得更多，還可能轉移，不是嗎？」我也了解這的確是當時醫療的窘境。

開刀出院過了半年多，舅媽就突然因為癌細胞復發過世了。姊姊很喜歡舅媽，常常誇讚舅媽的手藝很好，很會料理食物，為人豪爽又孝順，還得過模範母親的表揚；舅媽的去世，她非常地難過，說：「如果當初能盡快開刀，舅媽的病情會比較單純，比較容易控制，說不定就不會那麼早死。」

有國外學者做過研究指出，有百分之七十加護病房病人的死亡，是因為撤除維生設備或藥物而死亡的。國外因為有維生設備的撤除制度，所以加護病房的床位就可以有效地運用。在臺灣，無法救治的病人，因為持續使用無效的醫療，靠維生設備長期存活佔據床位的情形相當嚴重。為什麼臨終的病人要受到這麼多的折磨，其實是因為我們的法律不能保障醫生，醫生也怕扯上無妄之災，還有我們的社會大眾，有的想法仍然不夠成熟。

針對不同的醫療情境，醫生的醫療行為，理論上可分為三種。一種情境是醫生該做，醫生如果沒有做，將會被撻伐；另一種情境是無效的醫療，醫生不應該做，醫生如果做了也會被撻伐；第三種是醫生可以做也可以不做，因為醫療是藝術。

我們比較困擾的是「無效醫療」這個部分，遇到臨終的病人，醫生們都知道無論怎麼治療，病人都一樣會死亡，對病人一點好處也沒有啊！為什麼還要浪費龐大寶貴的醫療資源？甚至有的都已經出現屍斑了，還被送來醫院急救。有些醫生看到即將往生的病人，會主張幫他們做一些急救、插管之類的醫療，因為如果不這樣做，醫生會覺得自己好像對不起病人，覺得應該為病人多少做些什麼，**但這種做法，其實是在治療醫生本身，而不是在治療病人。也有醫生是應家屬要求而做的，這其實也是在治療家屬，而不是在治療病人，對病人沒有絲毫的實質益處。**

我在慢性呼吸照護病房發覺到，有些家屬根本就不會來看病人。常言道：「久病床前無孝子」，很多家屬起初都會去醫院，探望那些沒有意識的病人，但每次去，病人都只是一副軀殼，冷冷地躺著，不會對你說、不會對你笑，也不會和你互動，久而久之，家屬也不願再來探望了，說真的看了也難過啦！乾脆就不來看，免得觸景傷情。有些家屬是非常矛盾的，放也不是，不放也不是。

加護病房的護理人員，心情是最苦悶的，因為他們長時間照顧那些患者，相處久了都有感情了，這時病人如果死了，真的很難過。每個病人的背後都是一個故事，太多的傷痛、太多的悲哀，很多不是醫護人員能夠為病人化解的，導致醫護人員內心受到挫折，體力也耗竭，這就是為什麼加護病房的護士流動率總是最高的原因。醫護人員需要被鼓舞，需要團隊的支持，如此才能保有振奮的心情，迎接每個病患、好好地照顧病人。

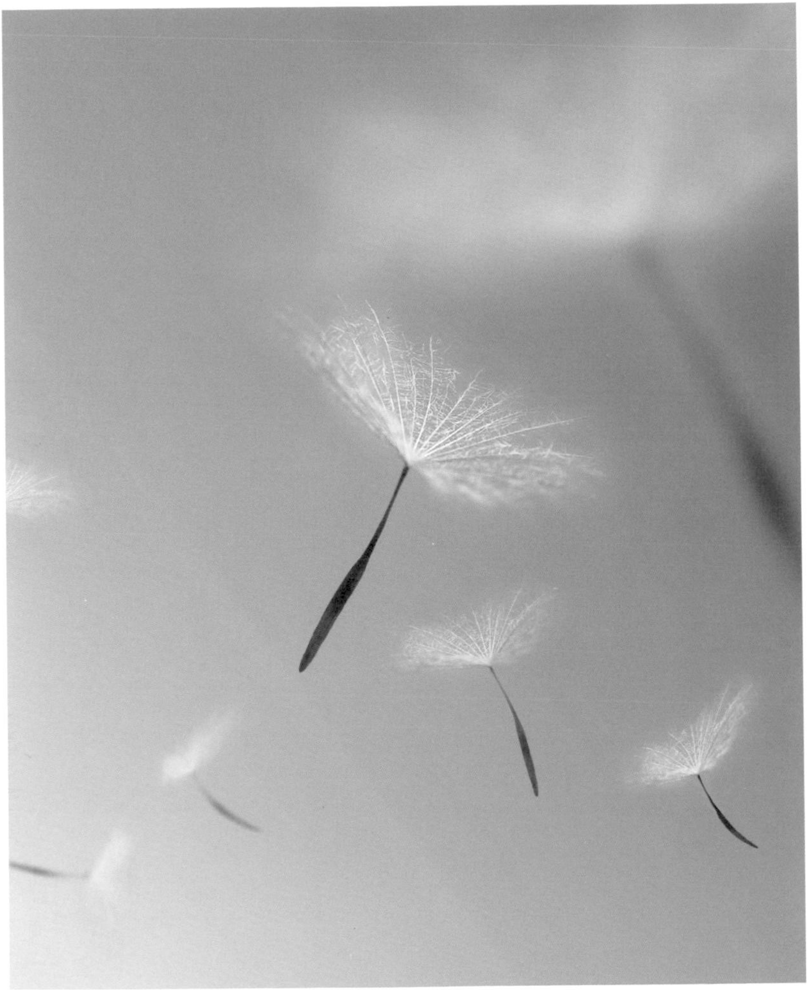

有些家屬是非常矛盾的，
放也不是，不放也不是。

不要剝奪我救妳母親的權利！

「放棄治療」這四個字，不應該用在無效的醫療，在這種情況下沒有所謂的放棄，而是醫生「不應該做，也不能做」。

有一位九十歲的老奶奶，去年心臟衰竭入院治療後出院，近一年來她的身體越來越差，老奶奶因為胃口不好、吃不下飯、走路會喘，到醫院住院做檢查，結果除了心臟衰竭還有肺炎；老奶奶需要抽痰，但她看到護理人員拿抽痰管，她就非常非常地抗拒。好不容易才說服她插入鼻胃管，為她灌食。幾天以後她的體力比較好了，老奶奶就自行拔掉鼻胃管，接下來只要醫護人員幫她插管，她就會自行拔管。

後來因為老奶奶可以自行進食了，我們也就不再勉強她插鼻胃管。

事實上，老奶奶年紀大了，她所有的器官也都衰竭了，住院一個多月，都是由七十歲的女兒負責照顧老奶奶，這等於是一個老人家照顧另一個老人家，其實是蠻辛苦的。老奶奶不喜歡住院，每天都吵著要出院回家，她的女兒也都知道，我就告訴她的女兒：「老奶奶年紀大了，器官都衰竭了，日子也剩不多了，如果她不喜歡住院，妳就不要勉強她，妳看她連打針都非常非常地排斥，再這樣下去，其實也只是拖而已，不如妳就順著老人家的意思，讓她出院吧！」

女兒說：「其實我也知道我媽媽的情況，但是家裏也有個九十歲的爸爸要照顧，同時要照顧兩個人，實在也照顧不來，我想幫媽媽安排住到安養院，妳覺得好嗎？」

「那就去安養院吧！如果有一天她情況不好，妳就讓她好好走吧，不要再送來醫院，因為這樣對一個不久人世的老人家來說，是一種折磨、多受苦，實在沒有意義。」

「好，我了解，那我就依媽媽的意思先辦理出院。」

住安養院的第二天早上就因為喘，老奶奶又被安養院的人送回來醫院急診，進入加護病房。之後家屬表示不要進行急救，所以幾天後就轉到一般病房，因為她的心臟衰竭，肺功能也不好，還是需要施打利尿劑並抽痰。

她的女兒不願意老媽媽受苦太久，多次請求主治醫師不要再幫病人急救，不要讓她太痛苦，要讓她好好地走。但主治醫師認為這個病人還有機會，就告訴病人的女兒說：「妳不要剝奪我救妳母親的權利。」所以老奶奶就被施打強心劑，也被輸血，還使用非侵入性的陽壓呼吸器（不用插氣管內管的面罩式呼吸器）。家屬知道這只是拖延病情，老奶奶只是多受苦而已，因而和主治醫師意見不合鬧得很不愉快。

幾天以後，主治醫師告訴家屬：「妳媽媽最多只能再活三天了。」病人的女兒聽了就想辦理出院帶母親回家往生，可是主治醫師還有別的考量，而不同意她的主張，於是她來找我。

「陳醫師！麻煩救救我！我已經找妳找了好幾天了。」

「怎麼一回事啊？」

「我媽媽生命只剩幾天了，我不要媽媽多受罪，請主治醫師不要急救，但是他不答應，還幫我媽媽施打了強心劑，又用呼吸器，甚至還輸血，其實我是可以去告你們的主治醫師，我當初就簽下不要急救，他怎麼還可以這樣做，害我媽媽多受了好多苦。」

我知道病人的女兒是非常孝順的，不願老媽媽繼續受苦，看她很懊惱也很生氣，就先安撫她：「其實主治醫師他也沒有惡意，他也很認真在照顧您的母親，只是你們的想法不太一樣。沒關係，這件事我可以幫忙處理。」

之後我到病房看奶奶，發現她用了呼吸器還是很喘，已經呈現胸部、腹部不協調，張口呼吸的模樣。

連看護也跟我說：「奶奶好可憐哦！要死死不掉，她已經痛苦好多天了。」

我向在場的兩位女兒詳細說明，奶奶的確是要走了，如果把呼吸器拿掉同時給予一些鎮靜止痛劑，可以舒緩她的痛苦。家屬聽了完全可以接受，也在病歷上簽了名。經過半個多小時，奶奶表情舒坦很安詳地往生了。一個星期後，病人的家屬特地寄了一封感謝信到醫院，感謝我為她的老母親所做的一切，讓母親保有善終。

無效醫療衍生的問題應該被重視，**「放棄治療」這四個字，不應該用在無效的醫療，在這種情況下沒有所謂的放棄，而是醫生「不應該做，也不能做」**。很多先進的國家，對於臨終的病人，是不可以做無效又無意義的處置。例如：末期病人的身體極為虛弱又神智不清時，常有家屬還要求安排做電腦斷層掃描，其實這是不妥的，因為這項檢查的結果，對病人的整體醫療並沒有幫助，甚至可能因為被抱上、抱下檢查台，即使非常小心，也有可能引起骨折，而傷了病人脆弱的身體，產生不必要的傷痛；折騰了那麼多，病人終究還是往生。遇到這類的病人，其實我們只要給他們一些舒緩的藥劑，協助他們在人生的最後階段，走得比較不痛苦，比較能保有原來的容貌，這樣就夠了。目前這種所謂的「放棄治療」觀念，必須被修正。

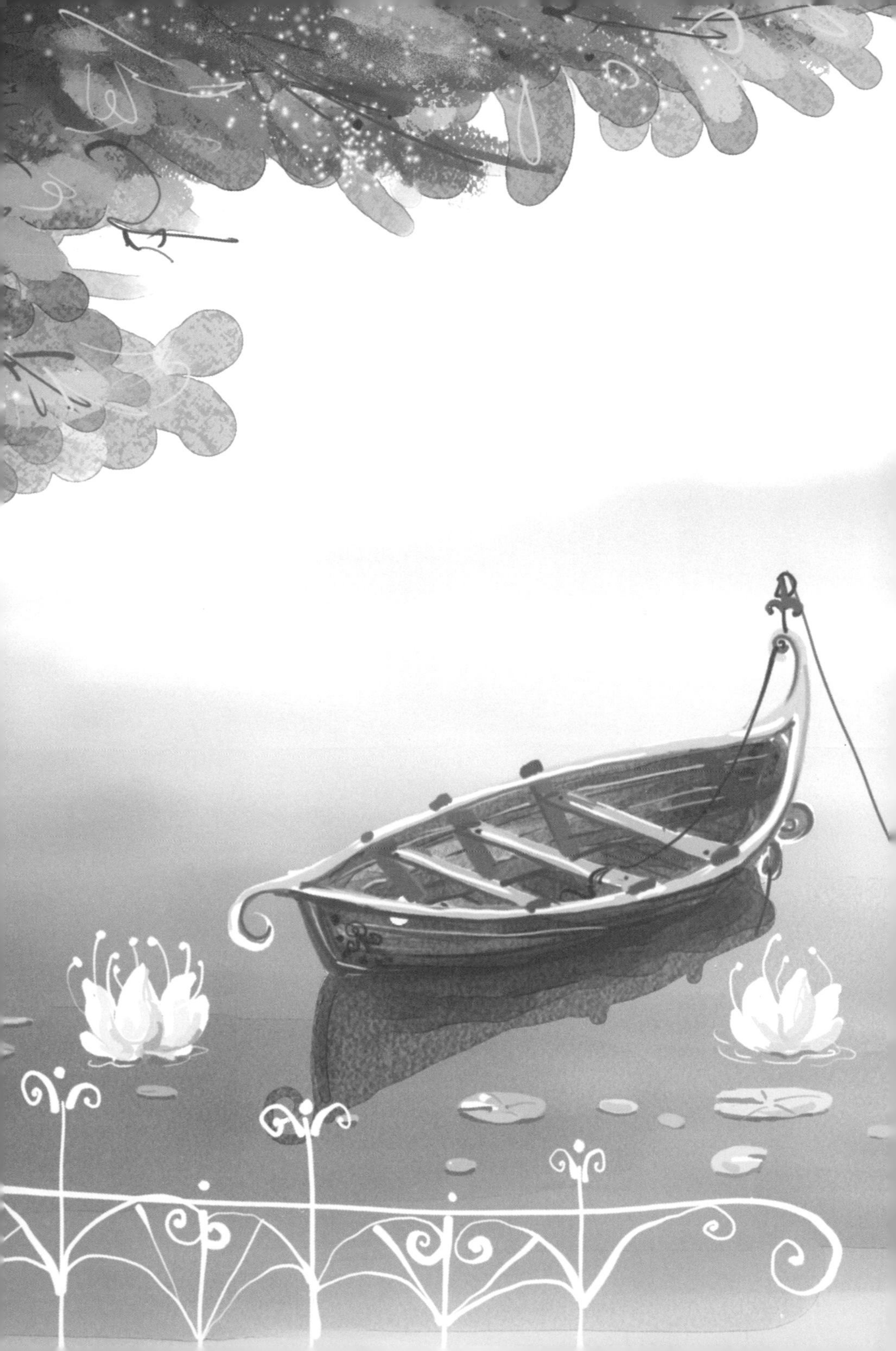

他又不是癌末病人，不需要用到嗎啡吧？

病患，不論他是不是癌末，
只要是病人，都應該享有免於疾病折磨痛苦的權利。

有一位長期罹患憂鬱症的青年，這次和他的家人，因為某些細節起了爭執，心裏很難過，就趁家人不注意的時候，喝了強鹼性的清潔劑，整個消化道被腐蝕得很嚴重，非常痛苦。家人發現異常時，趕緊將他送到醫院。急診室的同仁看見他呼吸不順暢，於是幫他插上氣管內管，再將他轉送加護病房。

這位患者因為整個口腔、喉嚨、食道、消化道都遭到強鹼的嚴重灼傷，黏膜破裂；你可以想像，這樣的病人被插上氣管內管，有多麼地不舒服！他的不舒服有部分來自消化道灼傷，有部分是喉嚨插上管子，還有些是來自對病情的憂慮與恐慌。

雖然已使用了鎮靜劑，但二十四小時長時間的插管，根本沒有辦法減輕他的痛，更別說是好好地睡覺，因此顯得相當煩躁不安。為防止他自行拔管，他的手腳被牢牢地捆綁。當我看到這位病人時，他疼痛難耐地一直用力搖晃著床欄，發出陣陣的聲響，為的就是要引起醫護人員的關切，希望能夠得到幫助。

很多人都曾經有喝熱湯被燙到、吃太辣被辣到，張開大口一直呼氣的經驗，那種不舒服雖然是短暫的，但也夠讓人覺得不舒服；而被強鹼灼傷消化道的灼熱燒痛，是比那些燙到、辣到的痛覺還要強烈上千萬倍，而且還是分分秒秒、日夜不停、大面積的強烈劇痛。我知道這類的病人非常地痛苦，因此幫他開立嗎啡止痛。

年輕病人被施予適量的嗎啡後，他的疼痛感便有效被控制住。病人感覺是舒適的、安詳的，他可以好好地睡一覺；舒緩他的疲憊，減輕他的痛苦，對他的病情也是有幫助的。

第二天當他的主治醫師發現我開的處方時，表示非常地訝異，他說：「這個病人應該不需要用到嗎啡吧！他又不是癌症末期的病人！」

這讓我想起重症病人，患者的疼痛往往是被忽視的，經常有病人家屬、病人甚至是醫師，會去質疑嗎啡的使用，他們認為嗎啡會造成病人呼吸抑制，或是血壓下降、藥物成癮等問題。事實上，嗎啡的使用，只要劑量適度，病人的疼痛即可獲得很好的緩解，也不會有藥物成癮的問題。

什麼時候我們的重症患者，才可以享有不痛的權利呢？文獻指出，有百分之二十的內科加護病房病人沒有獲得疼痛控制；外科加護病房的護理人員只給病人百分之三十七的麻醉劑量；加護病房常束縛病人，這也是病患疼痛的來源之一。

其實，我們有些醫師是需要再被教育的。很多醫師以為只要開立鎮靜劑，能讓病人睡著就好了；但是鎮靜劑是鎮靜，疼痛又是另外一回事，劇烈疼痛，還會引發病人呼吸急促、躁動不安；在先進國家的加護病房，重症患者嗎啡的使用，通常是在使用鎮靜劑之前，這樣較有利於減輕患者的疼痛，病人不痛就不會躁動，也就比較不會喘。

有一位腹部癌症患者，他還很年輕，但很不幸地，他的癌細胞到處蔓延，也侵入骨頭，肋膜積水，心包膜也積水。他接受心包膜切開手術之後，感到非常地疼痛，我開立了嗎啡給他使用後，馬上就舒適了；可是他的主治醫師並不這麼認為，他覺得不應該給這個病人使用嗎啡，他擔心嗎啡會造成病人昏睡，意識會不清楚，而停止嗎啡的使用。

當我再來查房時，看到病人痛苦的樣子，就再幫他開立適量的嗎啡，他也即刻得到舒適，我告訴這位患者：「病人有不痛的權益。」

病人說：「陳醫師幫我開立嗎啡後，我的確享受了一天不痛的日子，可是第二天，我的主治醫師就把它停掉了，他說我對嗎啡過敏。啊！沒關係啦！反正昨天的疼痛已經過去了。」

我們的病人，竟然這麼地寬宏大量，對於他的劇烈疼痛，只用這樣一句話輕鬆地帶過，身為醫生的我聽到了是很難過的。**病患，不論是不是癌末，只要是病人，都應該享有免於疾病折磨痛苦的權利。**

醫師除了要為病患控制病情、治癒疾病之外，給予病人舒適也是很重要的。嗎啡在醫療上的使用量，其實是代表一個國家醫療進步與否的指標。疼痛控制得好，代表病人是受重視的、病人是有福氣的；當一位醫生吝嗇給病人止痛，這是需要被檢討的。想想看我們有時只是個小感冒，就頭痛得受不了，那些多重轉移的癌末患者，有的是連全身骨頭都在痛啊！那種痛是感冒頭痛的幾百倍幾千倍，癌末已經夠哀傷了，不能得到止痛那就更淒慘了。

對待患者，我們應該要有同理心。感冒引起的疼痛，我們當然不可能使用嗎啡，而對於一般止痛鎮靜劑無法緩解的劇烈疼痛，應審慎評估給予適量的嗎啡。

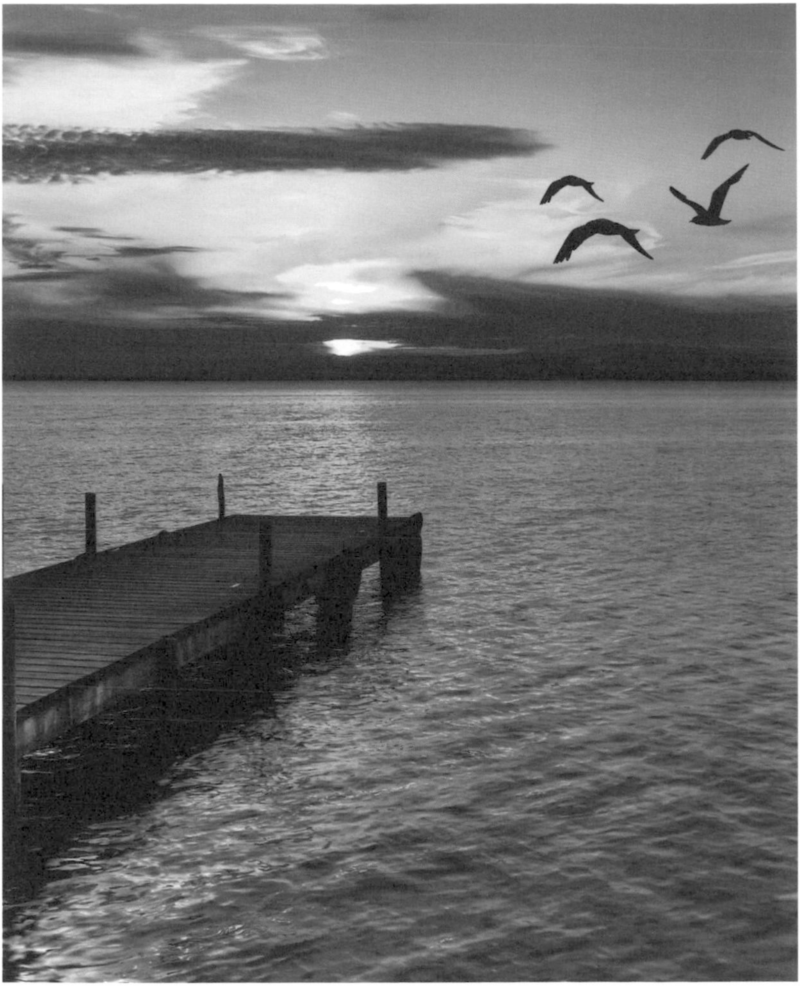

被施予適量的嗎啡後，他的疼痛感便有效被控制住。
病人感覺是舒適的、安詳的，
他可以好好地睡一覺

都是你害我媽媽變成植物人

當病情混沌未明時，醫生盡一切可能急救病人，這時醫生是在扮演上帝的角色，但如果疾病是無法醫治的，這時為病人拔管，也是在做功德。

我有一位非常優秀的學長，在急診室當班，一位老太太昏迷時被送到急診室來，醫生幫病人急救插管，事後家屬質疑醫生：「為什麼急救之前沒有事先告訴我，害我媽媽變成植物人！」

醫生回答：「有啊！我有講啊！那時很急，我告訴你，你說好啊！」

家屬仍堅持：「沒有，醫生你沒有講！」

「一種米，養百樣人」，人的思想是多樣性的，家屬的表現也難以預測。面對無效的醫療，理性的家屬選擇不急救，但有些家屬卻希望不要放棄急救；有的事前要求急救，事後卻又後悔；有的甚至動不動就要告醫生，這種種變數，使得醫療人員為求自保，醫療行為也就可能有所偏差。很不幸地，在臺灣的醫院裡，像這樣類似的戲碼總是不停地上演著。

如果法律能制定規範，保障醫生可以不做無效的醫療，那麼醫生就能憑藉他的專業去判斷，做出對病人最有利的選擇，而不是任由家屬擺佈。

有些病人被送入醫院時意識已不清，根本對自己生命終結的方式無法表達意見，悲痛徬徨的家屬，因為懷抱一絲希望而做出了急救的決定；急救後，家屬雖然對於已造成的痛苦後悔不已，但已經無法彌補、無法重新來過。有的家屬後來看見病人被折磨的慘狀，覺得很不忍心，會要求醫生幫忙拔管，讓親人了卻病痛，但有的醫生卻不願意，醫生認為法律又沒有允許、沒有保障，醫生不敢替病人拔管。

關於醫師受制於法律的情況，有一件案例是我印象十分深刻的。

一位八十幾歲的老爺爺，中風多年長期臥床在家，家人也很用心地照顧，由於肺炎加上泌尿道感染入院，急救插管後進入加護病房，經過檢查發現他的各項器官已經衰竭，病情也每況愈下，我約家屬開座談會以解說老爺爺的病情，家屬也覺得老爺爺年紀大了，即將往生了，與其讓老爺爺多受病痛摧殘，不如拔管讓他自然往生會比較好，於是家屬簽同意書並選定時間拔管。

因為我臨時有一個重要的會議，於是拜託住院醫師依家屬選定的時間進行拔管；不料住院醫師表示他不願意，理由是他覺得法律沒有明確規定，他很怕會有麻煩；我只好告知家屬，等我會議結束，再親自為老爺爺拔管。

當病情混沌未明時，醫生盡一切可能急救病人，幫病人插管治療，是為了爭取存活的時間，這時醫生是在扮演上帝的角色，病人如果可以因此康復出院，這是件喜事、是件善事；但如果疾病是無法醫治的，**這時為病人拔管，可以減少病人被醫療行為強加上去的苦難，也是在做功德**；先進國家的法律早就明訂維生設備的不給予和撤除時機；**如果明知維生設備是在拖延死亡的時間，若還繼續使用，那麼這樣的醫療行為不是行善，而是傷害病人。**

醫療科技的日新月異，維生設備的推陳出新，雖然拯救了無數病患，讓急症的患者，得以獲得救治出院；但也造成了很多無效的醫療，產生很多的可憐病人和家屬。如果沒有妥善的法律與醫療制度來規範，長期使用維生設備的人會越來越多，到時病床人滿為患，醫療資源的龐大支出、健保資源的濫用、人力物力的耗損、國人稅賦的加重等所衍生的社會問題，將會是難以估算的浩劫。

期盼大眾的覺醒，了解生死乃是大自然的定律，無論是達官顯要，或是販夫走卒，都一樣無法倖免。唯有制定良善的律法，才能保障醫療人員，減少無效的醫療。**讓醫院能發揮最大的功用，急症可治癒的病患，可以得到及時的治療；讓無法起死回生的患者，得以善終。**

第四章
Chapter 4

醫師不只要救人，也要讓病人保有善終的權益

七夕情人節

「我很愛我的先生，實在捨不得他走，妳可不可以幫我忙？」伯伯隨身都帶著我們的合照，逢人就說：「這是我的女朋友！」

有一位伯伯因為慢性肺部疾病，定期會來看我的門診，他是從法院工作退休的榮民伯伯。榮民伯伯能在法院上班，可以想見他是一位學識頗高的人。伯伯每次來看門診都穿戴整齊，有別於一般看門診病人的是，伯伯手上總是帶本書。門診的患者多，我看診的速度也慢（早上的門診常常看到下午，下午的門診常常看到晚上），伯伯往往一等就是一兩個小時，但他總是很優雅地看著書，很有耐性地等看診，從來不會要求要插隊，是我很喜歡的一位可愛的老人家，也是很有氣質、很守秩序的一位長者。

伯伯即使後來住進加護病房、插著氣管內管非常地不舒服，他都還是書不離手，神情安然地看著書，他太太常笑著說圖書館內的書都快被他看光了。他這樣的隨遇而安，讓我很感動；這也讓我想起古時候的關公，據說華佗幫關公刮骨療傷時，關公手中握著左氏春秋，「請諸將相對，臂血流離，盈於盤器，而關公割炙飲酒，談笑自若」，忍常人所不能忍，非常地不容易。

伯伯因為癌症手術，術後食慾不好、消化不良，體重日益減輕，由原來的六十幾公斤，降到只剩下四十幾公斤，因為體力衰弱、沒力氣咳痰，導致肺炎呼吸衰竭被送到急診室。當時醫師問他要不要插管，因為上次開刀插管很痛苦，伯伯就表明不要插管。他的太太知道後著急地跑來找我：「陳醫師！我很愛我的先生，實在捨不得他走，妳可不可以幫我忙，看看他還有沒有機會？」

我仔細評估了一下，覺得還有機會，我就告訴伯伯：「伯伯啊！您給我一次機會，也給您自己一個機會，我幫您插管。如果後來您的身體真的不行，您要拔管，我也會立刻幫您拔，我保證不會讓您受到太多的痛苦，您不用太擔心。而且您的太太這麼愛您，您是不是也可以給她一次機會，忍耐試這一次，好不好？」

老伯伯同意了，於是我就幫老伯伯插上氣管內管，也商請營養師幫他調整飲食配方，努力改善他的體質，體重終於慢慢止跌回升。後來做了氣切，呼吸器總共用了四十幾天，總算成功脫離呼吸器。我考量伯伯痰多、肺功能不好，就幫他安裝了一個氣切鈕釦（在氣切的部位，裝一個開關，讓這個氣切開口保持通暢，平時蓋住，飲食談話和常人無異，要抽痰時打開蓋子就可抽痰），也教家屬如何抽痰和清潔保養這個裝置，之後伯伯就出院回家。經過家屬很仔細地照顧後，伯伯體重持續增加，痰量也減少了，甚至有時一天只要抽一次痰就可以，還可以下床四處走動。

有好幾次，氣切鈕釦掉出來，家屬緊急送醫，很幸運地都剛好是我在醫院的時間，每次都能隨傳隨到（當時全院只有我會裝這個氣切鈕釦），伯伯的太太就笑著說：

「陳醫師是我老公的守護神，是我們家的御用醫師！我老公還能活到今天，都是妳的功勞。」

「才不是呢！伯伯最大的守護神是您！如果不是您這麼細心地照顧，伯伯早就走囉！哪能像現在這麼自在，隨意行動，可以看報章雜誌，還可以去打麻將。也大概是我和伯伯太有緣了，剛好都選到我在醫院的時間發生狀況，才能隨傳隨到，可以立即解決問題。」

後來幾次的門診，我看伯伯體重日益增加，已經超出預期，我還請伯伯要控制食慾，不要太胖了。伯伯還是優哉優哉地看他的書、快快樂樂地過他的生活。

幾年後，有一次的選舉，藍綠政黨吵得太兇，伯伯一時太激動，竟然心神崩潰了，睡也睡不著，還要靠安眠藥輔助。原來優雅的伯伯，變得有點心浮氣躁，健康也開始逐漸走下坡，可見政治惡鬥，真是害人不淺；我們可以關心時事，但也要以平常心看待，心情才不會起伏太大。政治人物是一時的，大可不必跟著他們起舞傷了寶貴的身體。

有一天伯伯跌倒了，治療後行動不方便需要坐輪椅，不久又因為中風住院，呼吸困難，使用呼吸器，幾天後轉到一般病房，由我負責照顧。看到他意識昏迷，愛書的伯伯永遠不能再看書了，心想：「再拖下去也是痛苦啊！長期必須靠人翻身、鼻胃管灌食、抽痰，這應該不是伯伯想要的生活方式。我曾經向他保證，臨終時絕對不會讓他多受苦啊！」

就在我陷入回憶時，伯伯的太太說：「陳醫師啊！其實我老公這輩子也夠了啦！本來六年前就該走了，是妳把他救回來的，他現在身體這麼差，我很捨不得他這樣痛苦，我們就不要太勉強他了，如果不行，就讓他走吧，不要急救了。我體力越來越不行了，這幾年照顧得也真的累了。」

我心疼地看著她，說：「伯母，這幾年您辛苦了，伯伯的事我會留意，我不會讓伯伯太痛苦的。」

伯伯的太太年紀也真的大了，這幾年來這麼用心地照顧老伴，把他照顧得這麼好，她的愛心和毅力已經讓我佩服得五體投地了。近年來，伯伯年紀大了加上腰受傷，照顧起來更是辛苦，這叫體力好的年輕人來照顧，都肯定是吃不消，更何況是上了年紀的人；現在又加上中風癱瘓在床，絕對不是伯母的心力和體力所能負荷的。

當天晚上我躺在宿舍的床上，心裏正在思索著，如果老伯伯哪一天病情惡化，就開給他一些舒適的藥劑，以舒服為主要考量，不再進一步急救了，好讓他脫離病痛保有尊嚴；沒想到清晨三點，伯伯突然心跳變慢、血壓下降，那種惡化的速度遠遠超乎我的想像，值班醫師將這個壞消息告訴伯伯的太太，她表示：「現在孩子都不在身邊，可不可以請醫師多撐幾個小時，讓孩子來看爸爸最後一眼。」於是值班的醫師就開立升壓劑（讓血壓升高的藥劑）。

一大早我到病房看他時，孩子們也都回來了，我徵詢家屬的意見：「伯母！孩子都回來了，是不是就讓伯伯好好地走，不要再拖著病痛。」

家屬同意了，我就將伯伯的升壓劑幫浦關掉。我知道伯伯是佛教徒，於是對著他說：「伯伯！我是陳醫師，這幾年您辛苦了！**現在您的病都好了，太太小孩也都在身邊，如果佛祖或菩薩來接您，您就安心和祂去吧！**您的後事，孩子會幫您處理得好好的，也會孝順您的太太，請您不要掛念。」

不久，伯伯就安詳地往生了。**這天，正好是七夕情人節**。

走到診間看診沒多久，榮民伯伯的兒子和女兒，來到診間門口，整齊一致地對我深深鞠躬致謝，從他們的舉止表情，可以感受他們雖然哀傷父親的往生，但心情也還算平靜，對我也是充滿感謝的。

就在他們離去不久，就接到一通急促的電話，那是我老病人的女兒打來的，這位老病人也是我很喜歡的一位可愛的老伯伯。

回想起之前門診看到這位老伯伯時，他穿著寬鬆的西裝，身旁的女兒很熱情地向我打招呼：「陳醫師！妳還記得我們嗎？我爸爸就是被妳從加護病房救回來的那個阿公啊！他現在好很多，變胖了哦！妳可能認不出來了。」眼前的伯伯，乍看之下我還真的是沒什麼印象，翻了翻舊病歷，仔細想了想，這才想起他以前的模樣。初次在加護病房見到他時，體重只有二十九公斤，我還以為他是位被虐待的老人，後來才知道他是得了失智症，牙齒也壞光了，只愛抽菸不喜歡吃東西，還曾經因為抽菸，差一點把租來的房子給燒掉了！還好房東人很好、很善良，知道他們家的處境，不但不追究家具燒壞了，而且還以比較低的租金，把房子繼續租給他們。原來，老伯伯年輕時努力賺錢家境寬裕，晚年因為兒子經商失敗，把伯伯的家產變賣還債了，生活就此陷入困境。

伯伯的太太年紀很大了，體力也差了，對於失智的老伯伯吃不吃飯，她也無力管了，伯伯就這樣有一餐沒一餐的，瘦到只剩下不到三十公斤，從他寬鬆的西裝和西裝褲紮皮帶的方式，就知道伯伯真的是瘦了很大一圈。自從上次住院以後，他的女兒為了就近照顧他，特地辭掉臺北高薪的工作，在宜蘭找了「錢少事多離家近」的工作，在這個功利主義盛行的年代，她的孝心讓我很感動。

出院後，她把伯伯從二十九公斤養到三十六公斤，難怪我認不出來。聽說她每次餵伯伯吃飯時都非常地有耐心，就像在哄小孩似的：「爸爸！吃完飯我就給您一根菸，您好好吃飯，改天我就帶您去找陳醫師。」聽他女兒這麼說，本來想勸她不要給爸爸抽菸，但是後來想了想，伯伯年紀也大了，身體狀況又差，能有的娛樂也不多，就讓他繼續保有一天三根菸的樂趣吧！

有一次來門診時，他的女兒還專程帶了相機，問我可不可以和爸爸合照，我也欣然地答應；他的女兒就是這麼貼心、這麼愛爸爸，不只照顧他的生活起居，連爸爸心靈層面也照顧到了。之後她還將照片護貝，聽說伯伯隨身都帶著我們的合照，逢人就說：「這是我的女朋友！」就連後來幾次來住院，也都要求照片要貼在病床邊，還指明一定要我去看他。護士小姐都覺得很奇怪，還以為他是我的親戚。每次來門診，伯伯也都要求要盛裝打扮，穿西裝打領帶、穿皮鞋，隆重的樣子就像要來和我約會，好可愛的一位失智伯伯。

有一天，老伯伯跌倒了，大腿骨折，骨科醫師說：「伯伯年紀太大、心肺功能差，不適合開刀。」於是住院幾天後，就帶了消炎止痛劑回家休養。因為骨折疼痛，無法行走，整天臥床而引發褥瘡，光是這個褥瘡就差點要了伯伯的命，他還因此來住院處理傷口。好不容易傷口好了，過了幾個月之後，又有一個新的褥瘡產生。因為家境不寬裕，帶一個臥床的病人來看病很不方便，來回的車資也不便宜，女兒白天要上班，不能常請假，就打電話給我，問我如何處理，我請她用數位相機拍下褥瘡的照片，請家人帶來給我看；我看了之後，就買了人工皮和一些消毒用品送給他，並寫下傷口消毒及敷人工皮的流程，請他們依照說明幫伯伯清理，之後傷口才逐漸癒合。

七夕情人節，一大早才剛送走愛看書的榮民伯伯，又突然接到這通電話。

「陳醫師！怎麼辦啦！我爸爸沒有呼吸了，今天清晨三點半我還到床邊看他，他呼吸很正常、睡得很熟，早上要餵爸爸吃飯時，突然發現他已經全身發黑了，怎麼辦啦？要送醫嗎？」這位孝順的女兒，電話傳來的語氣帶著驚慌急促與哀傷，近乎哀嚎。

聽到可愛的伯伯已經逝世，我也很捨不得，我對她說：「**如果伯伯是在睡夢中往生、沒有痛苦，那是很有福報的，我們要祝福他，請他一路好走**，不要再送來醫院了。妳可以請衛生所的醫師到家裏來，為他開立死亡診斷書，如果醫師對病情有疑問，請他直接打電話給我。」

不久電話又響起，她很徬徨地說：「怎麼辦？衛生所的醫師不肯來，他要我們直接將爸爸送到你們的急診室，還要我們叫救護車，我也叫了，車子應該很快就會到了。」

聽她這麼說，我的心裏很難過，說：「拜託哦！不要再折騰爸爸了，他已經走了，來醫院也沒用。」

就在這個時候，電話中傳來救護車的聲音，我告訴她：「麻煩妳請救護車的隨車人員，先去看看妳爸爸的情形，然後請他來聽電話。」

過一會兒，隨車的救護人員接過電話：「伯伯已經出現屍斑了，沒救了，還要送醫院嗎？」

我說：「不用了，謝謝你！麻煩請伯伯的女兒聽電話。」我告訴電話裡的她：「爸爸已經走了，不要再送來醫院，就讓他好好地走吧！妳不用太擔心，死診的部分我來處理，**請跟伯伯說些好話，讓他安心、不要掛念，我相信他聽得到的**。」

我很清楚，如果伯伯這個時候被送來急診室，肯定又會被心臟按壓、電擊、氣管插管，也就是黃勝堅醫師常說的「死亡套餐」，還好伯伯沒有被強塞這一餐。這也是趙可式博士所說的「粗暴的臨終酷刑」，**明明是善終，卻可能演變成虐待屍體，形成令人不忍卒睹的慘狀**。將死者送到醫院急救，不僅勞師動眾，也是勞民傷財，對家屬來說無疑是雪上加霜，這種殘酷不人道的事，怎麼可以發生在這麼信任我的病人身上，我當然要捍衛病人最後的尊嚴。

回想民國八十一至八十三年間，我在竹東榮民醫院上班時，常要支援峨嵋衛生所，當遇到類似情況時，我都會立即和護士前往喪家，為他們服務，從不拒絕；甚至還有一次我被通知，說有一位剛從某醫學中心病危返家的鄉親，已經死亡了要我去相驗；到患者家中時，發現他仍有一絲氣息，我就告訴家屬：「老先生還沒走，現在天候已晚，請注意老先生的脈搏，如果停止了，請記錄下時間，明天我會再來。」第二天一早到衛生所上班時，就接到老先生已經往生的訊息，我立刻又和護士前往喪家確認，並開立死亡診斷書。

宜蘭這麼純樸、這麼有人情味的農業縣市，那位不肯到伯伯家的衛生所醫師，他的處理方式，實在令我難以苟同。面對一個弱勢家庭，既沒有自殺、他殺的可能，又已經死亡多時的老人家，竟然不願意前往喪家做屍體的檢視，為這位老鄉親做最後一次的服務，真叫我心寒。**錦上添花不值得喝采，也很少讓人留念；雪中送炭卻往往會讓人溫暖一輩子、記得一輩子**。給人方便也是做善事，喪家這個時候已經夠哀傷了，又有一堆事情需要處理，還要為一張死亡診斷書奔波煩心，情何以堪？公務人員為民服務是天職，不給人方便，實在有失衛生所醫師的職責。

衛生署常宣導，臨終病人如果要回到家中往生，就由當地衛生所的醫師或居家附近診所的醫師，到往生者家中開立死亡診斷書，若真的有疑問才報行政相驗。這麼好的立意、便民的措施，來到基層卻完全走了樣！希望政府眾多的良善政策，要能真正落實，不要只是淪為口號。

出殯的日子決定之後，他的女兒問我可不可以去參加爸爸的告別式，那天剛好是門診日無法抽身，我請她在伯伯的靈前轉告他，我祝他一路好走的心意，並安慰她一會兒。

「陳醫師！我跟妳說一件事，希望妳不要介意。」她遲疑了一下然後跟我說。

「什麼事？」

「我們全家人的照片都有放入爸爸的棺木中，您和爸爸的合照，是爸爸最喜歡的照片，所以我也把它放入棺木裡，一起陪伴爸爸，您會介意嗎？」

「不會！我不會介意的，你們能把我當成家人，我覺得很高興也很榮幸，妳也要好好照顧自己哦！妳是個孝順的女孩，老天爺會保佑妳的。」

幾個月後她到醫院找我，她說國外有一份薪水不錯的工作，正等著她去上任，大約半個月後手續辦好就可以出發，所以特地來向我辭別。我也真誠地祝福她一帆風順、平安喜樂。今年的七夕，是她父親的祭日，她回國祭拜，還專程來看我，真是位孝順又重情義的女子。

那一年的七夕，連續送走兩位可愛的老人家，這肯定會是我這一輩子最難忘懷的情人節。

愛的遺囑，溫馨的告別

這兩天，病人很專心地、巨細靡遺地寫下了他的遺言。寫完遺囑，放下心中大石的病人，看起來神情顯得很開心……。

有一位鼻咽癌末期的患者，癌細胞已經轉移到很多器官及骨髓，在臺北的某醫學中心治療，因上呼吸道阻塞，插管後進入加護病房，但病情已無法醫治。醫師詢問病人及家屬，願不願意轉往宜蘭醫院的安寧病房，一來離家比較近，可省去家屬長途奔波，二來在安寧病房的患者，往生的過程會比較不痛苦，如果要回家也比較方便。

徵得家屬及病人的同意之後，醫師打電話問我是否可以接手幫忙照顧這位患者，我立即答應並安排患者入院事宜。

病人進入安寧病房後，用筆寫字告訴我，他知道他即將離開人世，也知道拔管很快就會死亡，但是插管實在很痛苦，所以他希望能盡早拔管。不過他的家屬則希望能再等兩天，因為病人的孩子正在期末考，想等到孩子考完試再拔管。我隨即和病人溝通，病人因插管無法講話，就用點頭及搖頭來表示。

「請問您和親朋好友辭別了嗎？」

病人搖頭表示沒有。

「請問您已經清楚地交代遺言和後事了嗎？」

病人同樣落寞地搖頭表示沒有。

「如果我先幫您開舒緩的藥劑，減輕您的疼痛，讓您可以睡個好眠，醒來後比較有精神，這樣就可以寫下您想交代的事情，記得感情的事也要交代哦！還有後事的處理方式也可以想一想，順便等您的孩子考完試，來和您話別，這樣請問您願意多等兩天再拔管嗎？」

病人毫不猶豫地馬上點頭表示願意。

這兩天，病人很專心地、巨細靡遺地寫下他的遺言。包括對太太的感謝、對孩子的期望、請弟妹代他孝順父母、遺產的分配，甚至連釣竿要送給哪一位好朋友，都交代得很清楚。

可能是遺言交代清楚了，心中的大石頭也就放下了，我看病人的神情顯得很開心。他的孩子考完試來醫院探視時，看到父親的模樣，很高興地問我：「我看我爸爸的身體好很多、精神很好，心情也很愉快，也沒有氣喘咻咻的聲音了，他應該不會馬上離開人世，可以再多活久一點對不對？」

我仍必須告訴他實情：「你父親的上呼吸道阻塞情況暫時獲得緩解，所以沒有氣喘咻咻的聲音，藥物的使用，讓你父親感覺較舒適又有體力，但癌症其實沒有好轉，你父親也即將往生。」

病人和他的朋友及家人一一話別後，我徵得病人和家屬的同意後，為病人拔管。兩天後，病人神情愉悅、安詳自在地往生了。

長期受到病痛的折磨，且知道自己即將往生，若多插一天的管，是多受一天的罪，病人當然不願意；但遺言尚未交代，更是一種遺憾，假如可以給予適當的止痛劑，為他舒緩疼痛，又有體力可以將遺言交代清楚，病人通常會很樂意這樣的安排。病人的心願已了，就能坦然接受死亡的到來，安詳地辭世。

正信的宗教都是以正面的態度來看待死亡，基督教認為死亡是回歸主耶穌的懷抱；伊斯蘭教認為死亡是永生；佛教認為生命是一個圓，沒有起點，也沒有終點，死亡不是毀滅，而是另一個新生命的開始；道教認為死亡是回歸自然。死亡不代表消失，而是另一種方式的存在，至少他的精神、他的愛，會永遠活在愛他的人的心中。

卡通電影「獅子王」是我很喜歡的一部影片。劇中，獅子王去世後，每當小獅子想念獅子王時，就會仰望天空，然後，獅子王的影像就會浮現在天空，慈愛地看著小獅子。這是一部很好的影片，遇到病人離去，家屬哀傷時，我常用這個故事安慰他們說：「你的家人並沒有離開啊！當你想念他時，請仰望天空，他就在天上守護著你。」

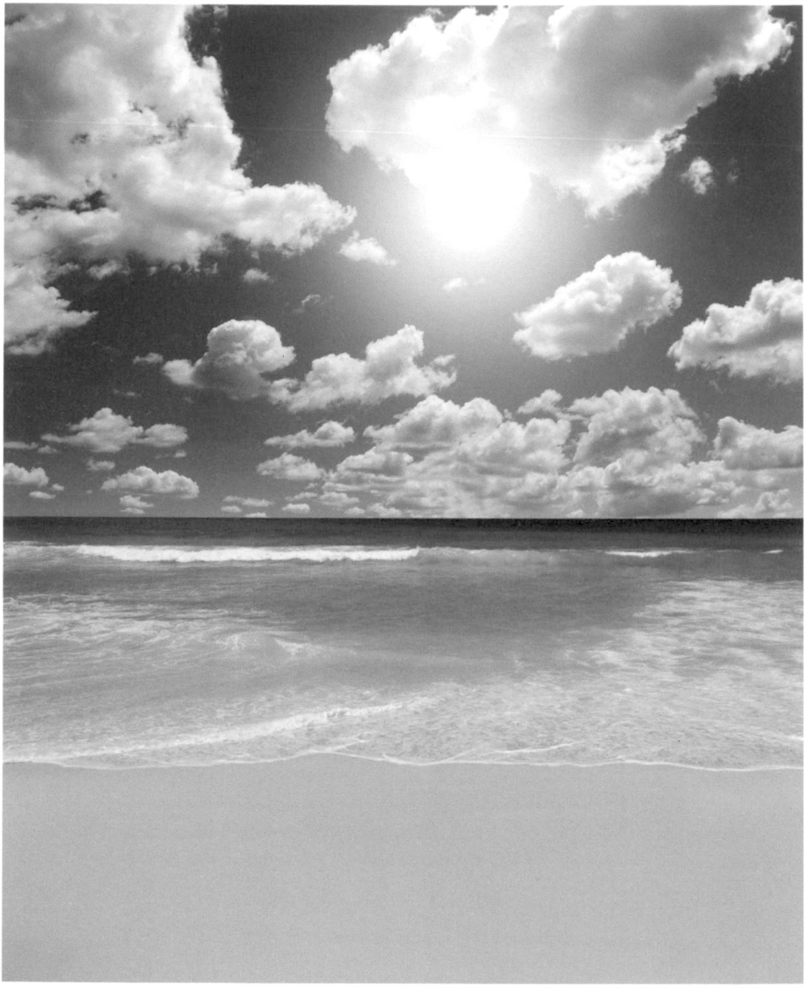

當你想念他時，
請仰望天空，
他就在天上守護著你。

媽媽！妳什麼時候還要再出國啊！

一個即將往生、永遠不會再回來的人，
他一定有更多重要的事、更多心裏的話想要說……。

有一位鼻咽癌的病患，手術出院後，已有很長一段時間沒有回診，因為肺炎再度住院，透過詳細檢查，發現是癌細胞轉移至肺部。家屬得知病患將不久於人世，立即要求院方隱瞞病情。過二天情況惡化，假日值班的醫生看了病歷，很兩難，因為病人不知道病情，這時候說實話也很難，醫師知道插管可以多延長幾天的生命，就問病患要不要插管，完全不知道病情嚴重程度的患者表示：「肺炎治療幾天就會好，忍耐幾天就可以出院，要插就插吧！」於是插管送入加護病房。

我看到病人如此極力地忍受插管所帶來的痛苦，為的是以為幾天之後，就可以恢復健康地出院，殊不知已經走到了人生的盡頭，覺得這樣的隱瞞太不應該、不道德，於是勸她的子女：「讓病患了解自己的病情是比較好的，你們也可以趁她現在還清醒，告訴她，你們對她的愛、對她的感激，讓她要往生前，也能感到安慰、感到溫馨。」她的子女看到母親插管、抽痰這麼痛苦，也實在非常地不忍心，於是同意告知病患病情；我等麻醉藥退了，病人意識清楚了，就告訴她實情，並詢問她是否要繼續插管，多留幾天在人間，也讓她知道若拔管很快就會死亡。病患想了想，神情難過地用搖頭表示不插管，用手勢表明要回家了（插管無法講話，只能用點頭、搖頭及手勢來示意）。病人和家屬做詳細溝通之後，家屬決定第二天拔管。

拔管後病人臉色即刻變暗，我馬上給予氧氣罩，打類固醇及止痛劑，病人臉上也很快轉為紅潤，接著安排病危出院，並護送病人回家。

一星期後，病患的子女到醫院找我，表示母親的後事，已經圓滿處理完畢，非常感謝我們的安排，讓母親少受苦，走時也很安詳，也讓他們來得及訴說對母親的愛與感謝。

人的生命是有限的，生命就要結束了，就讓他好好地走吧！就好像風吹過來，順著風走，可以走得很順利、很輕鬆，逆風而行，阻力大，還碰了一鼻子的灰，何苦呢？

當病情加重確定是藥石罔效時，就應該及早採用安寧療護照顧模式（不是以治癒疾病為目的，而是減少病人痛苦為主要訴求的方式），讓病患減少痛苦，能交代後事、能從容地離世，而不是電擊、插管、心臟按壓，增添病患無止境的痛苦。

記得高中時，歷史老師曾經告訴過我們一段話：「我兒子最喜歡我出國了，我兒子說：『媽媽！妳什麼時候還要再出國啊！我想知道妳有什麼新的祕密；因為妳每一次出國，什麼都會交代清楚，我就會知道我們哪裡還有什麼財產，還多了什麼新奇珍貴的寶藏。』我這個兒子真是鬼靈精，叫我不愛他也很難！」

是啊！這樣的情境，類似的話語，**在我們要出遠門時，都會很自然地交代家**

人，需要留意什麼、要注意什麼、有什麼重要的事要辦、重要的東西放在什麼地方，更何況是一個即將往生、永遠不會再回來的人，他一定有更多、更重要的事要講，有更多心裏的話要對親朋好友說，他一定有很多的不放心要跟家人交代，包括感情的訴說、財產的分配、後事的安排等；一旦隱瞞病情，病人不知道自己即將死亡，每天活在不切實際的期待中，如何能放下心防，慎重地話別、細膩地安排身後事，然後放下一切，平靜地等待死亡的到來呢？隱瞞病情不僅剝奪病人最後的權益，還會害他死得不清不楚，又害他多挨痛受罪，最後含恨而死。

我認為主耶穌不會帶我走

美麗、善良、勇敢的少女，理應有美好燦爛的人生迎接她，
但造化弄人、事與願違，
無論是誰都不願意、也不忍心看到她經歷這樣的痛苦。

有一位正值青春年華的少女，得了一種很罕見的癌症，這個腫瘤長得很快，把她的整個肺部都佔滿了，也擴散到脊髓。經過化療，也服用了父親熬煮的草藥，病情依然迅速惡化。後來少女被轉到安寧病房，當醫師告訴她生命已經接近終點，希望她有所準備時，儘管她覺得身體非常非常地痛苦，但還是不相信自己會死。從安

寧病房出院後，第二天她又被家人送回醫院，這次她不願意住到安寧病房，而是住一般病房，我問她：「請問妳有沒有什麼宗教信仰？」

「我信耶穌」她告訴我。

「如果妳是信耶穌，妳可以好好地跟耶穌禱告，希望主耶穌賜給妳平安，讓妳可以減緩身體的疼痛。如果妳可以放下心裡的重擔，有一天妳回歸主耶穌那裏時，比較不會恐慌。」

「我認為主耶穌不會帶我走，我還很年輕，我不能死，如果我活著，可以幫助我的父母和好，如果我死了，他們一定會離婚。」

聽到她的回答，我感到很心疼，但心裏也很清楚，像這麼嚴重的病情，是一定會往生的。為了讓少女接受這個殘酷的事實，協助她清楚交代後事，我特地請她的父母、朋友、同學一起來協助她，也透過社工師、宗教師等安寧共照團隊一起來幫助她，讓她知道自己真的要

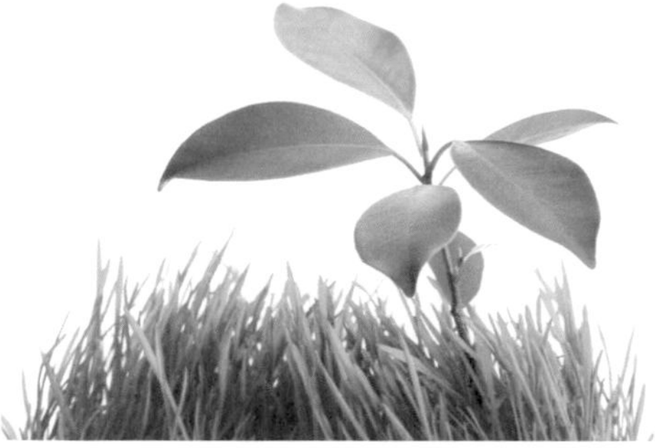

走了。還好在生命最後的一個星期，她終於接受了這個事實，將身後事都交代清楚，同時也向父母親表達了她內心的感激與期盼。我們請牧師為她受洗、為她禱告，少女也終於能安詳地往生了。

美麗、善良、勇敢的少女，理應有美好燦爛的人生迎接她，但造化弄人、事與願違，無論是誰都不願意、也不忍心看到她經歷這樣的痛苦。即使她就即將要往生了，當天早上她的父親仍然為她煎了草藥。父親的不捨、父親的愛，令人鼻酸。

也有很多生命末期的病人，家屬和病人都知道已是末期，但都不認為生命會這麼快結束。結局往往是，病人昏迷被送來醫院，不久往生了，但病人自己都還沒有交代遺言，家屬也只能懊悔地說：「啊！沒想到會這麼快，要怎麼辦理後事都還沒有準備。」也有不願意相信眼前事實的家屬，執意地要求：「他的求生意志這麼強，不可能會死，醫生你一定要救救他！」我們當然希望病人都能夠健康出院，但是很多病情不是靠意志力就能夠扭轉的，俗話說「神仙難救無命子」，生死這件事，不是一分耕耘，就一定能有一分收穫。

看待生命，人生無常，沒有人能夠知道明天將會發生什麼事，**凡事都要有最壞的打算，最好的準備**。尤其是生死大事，人一旦死了，就不會再回來了，想說的話也永遠說不出口了。**疾病末期的病人要事先交代後事**，**一般健康的人也要事先安排**，例如找個值得信賴的人，委託他當醫療代理人，在自己無法表達意願時，可以為自己做重要的醫療決定，是否要急救插管等。萬一發生不幸，器官是否願意捐贈、要火化還是要土葬……等等，唯有萬全的準備，才不會臨時手忙腳亂，也才能讓死者安心，親人無憾。

努力工作是為了什麼？

俗語說：「在生孝順一粒土豆，贏過死後拜一個豬頭。」

孝順要及時、愛要及時。

國內醫院很少有召開家庭會議的，原因是醫師不足，分配的病人又太多，要看門診、值班、教學，又要做醫療報告、做評鑑資料、做研究、查房……，真的是分身乏術。有很多病人的家屬，要求院方急救、插管後，看到病人痛苦的模樣，又後悔地要求院方拔管。

醫學的發達，生與死不再像過去那樣壁壘分明，依賴維生設備存活的生命非常

多。國外的學者將人的生命，分為傳記式的生命和生物式的生命。傳記式生命是指人有思想、可以溝通，可以將日常生活的點點滴滴、心中的感受寫成傳記；生物式的生命就是純粹有生命現象，不管這個生命是否有思想可以和外界溝通、是否有能力感受外在環境的美好。

只靠維生設備存活，只剩下一個軀殼躺在病房上，像這樣的生命，生命的尊嚴、生命的品質到底在哪裏？

在長期呼吸器依賴的病房，每當看到病床上的生日賀卡、祝賀鮮花，是我最不忍也是最難過的事，慶祝生日是平常人在做的，是一件快樂、喜悅的事；不是全身病痛、無法和你溝通，正在受苦受難的人在過的。在加護病房瀕臨死亡的病人已經極為痛苦地撐著，有的家屬還會要求，拖到病人生日或母親節、父親節過後才讓病人走，難道病人痛苦地活著，只是為了要滿足家屬，為他作一個很虛假的生日、度過一個很痛苦的節日？一個沒有實質意義的祝賀，對病人來說，代表的是一個什麼樣的意義？每次看到這些卡片、這些鮮花，我就感觸很深。

有的家屬甚至會要求，撐到春節過後、選舉過後、家人結婚或者遠在國外的親人回來後，再讓患者往生，真是痛苦的煎熬、漫長的等待。

曾經有一個案例，一位九十一歲的老爺爺，生前最鍾愛的小女兒，移民到新加坡，二十幾年了，不曾回來臺灣。老爺爺常常盼望小女兒能回來，能在過年過節回來看他，但這個願望都一直落空，直到這次老爺爺很嚴重地顱內出血昏迷，國內的哥哥姊姊，覺得沒有讓老爺爺等到鍾愛的女兒回來，是一件遺憾的事，所以請醫生能讓老爺爺撐到小女兒半個月後回來再往生。國內的家屬有的也很忿忿不平，為什麼小姑姑不趕快回來，害爺爺多受苦。

事實上只要將老爺爺的維生設備移除，老爺爺馬上就走了，就不用再受苦了，為了等這個女兒回來，還要多苦撐這麼多天，這麼做到底能幫老爺爺獲得什麼樣的實質意義？值得嗎？這是一個什麼樣的世界？平常都不聞不問，一聽到噩耗也不趕快回來，還要等半個月？新加坡有那麼遠嗎？其實老爺爺平時最需要、最想聽到的就是小女兒能回來看看他或通通電話，二十幾年了都不回來也不打電話，還指望她這時候能回來？

我不是在批判她，只是臨床上類似的案例太多了，這是一個值得深思的問題。

平時一通電話，勝過死後整團的樂音；平時短暫的探望，勝過死後日夜的守候；平時一朵花，勝過死後滿室的鮮花。薄養勝過厚喪，俗語說：「在生孝順一粒土豆，贏過死後拜一個豬頭。」孝順要及時、愛要及時。

一位移居紐西蘭的臺灣友人告訴我：「國人辛勤努力地工作，是為了美好的未來，紐西蘭民眾努力地工作，是為了享受美好的今天。」世事變化無常，未來是什麼時候？有的人想退休後再好好孝順父母、陪伴父母，但是還沒等到退休，父母就去世了，徒留感傷；有的想辛苦累積財富，希望能安享晚年，卻還沒等到晚年、還沒享受到，就歸天了。明天不可期，其實就是要把握現在、把握今天嘛！不要只是一味地工作，忽略了還有家庭生活、忽略了友誼、忽略了健康。請千萬要記得，想要孝順父母不能等、想要享受天倫之樂不能等、想要問候好朋友不能等，才不會有「樹欲靜而風不止，子欲養而親不待」的遺憾。

善終的教育——福壽雙全的長輩

昨天爸爸還好好的，今天突然就走了，
生命原來是這樣的脆弱，人生其實是不用太計較啊！

我有一位長輩親戚是個富商，擁有為數不少的資產，他的孩子也都很孝順，子女間的感情也很好，實在是人人稱羨的有福人。晚年他的幾位子女，同時看上某幾棟地點很好的房子，很希望能分到那幾棟，但也為了某些細節，彼此有了些疙瘩。某天，長輩突然腦梗塞，陷入重度昏迷，送醫當天就病危，隨即辦理自動出院返家，就在家中的客廳往生了，沒有留下隻字片語，他的子女齊聚一堂，哀傷地為長輩辦理後事，這時他的子女們，才頓悟人生無常的道理。

其中的一個兒子跪在父親的身旁說：「事情到這個地步了，兄弟還有什麼好計較的？昨天爸爸還好好的，今天突然就走了，**生命原來是這樣的脆弱，說走就走，這麼多的財產生不帶來死不帶去，人生其實是不用太計較啊**！來！兄弟姊妹們，大家一起跪下來向老爸保證，我們會相愛團結，不會爭家產，不會讓外人看笑話，就交給精算師去估算，再請幾位家族長輩為我們見證，為我們平分家產就好了，請父親在天之靈能安心。」話一說完，所有的家人都跪下來，兄弟姊妹一致向父親保證，不會為了財產傷和氣，請爸爸安心地走。

包括我在內，在場的眾親友，聽了這番話，都很感動。

辦完長輩的後事，這個家族財產的分配果真非常地平和，兄弟姊妹們的感情到現在都還很融洽；其實這也算是一個很圓滿的落幕，每一個人遲早都會面臨死亡，能像長輩這樣壽終正寢，兒女們也很懂事沒有強加急救，沒讓長輩多承受不必要的痛苦，家族又能團結和樂；長輩若地下有知，想必也會感到安慰、寬心而含笑九泉。

人在無從選擇、混沌不明時來到這個世間，經過文化的洗禮、社會的薰陶、智慧的增長，每個人都有自尊心、都希望受到尊重，每個人都怕痛、都怕死，但生老病死是人生必經的過程，誰也無法倖免，臨終要辭別這個世間時，如何能走得較不痛苦、較有尊嚴，就需要人人對醫療有更多的認識，什麼情況需要急救、什麼情況不需要急救，有了正確的資訊，才能做出最好的安排，也才能安詳地離去，家人也較無遺憾。

重症患者拖垮全家

在臺灣，葉克膜、呼吸器、洗腎等設備的使用率，都是全世界最高的，為什麼會這樣？那都是因為健保有給付。這時的健保就成了剝奪病人善終的最大禍首。

我有一位五十幾歲的鄰居，未婚獨居的他，常到朋友家吃飯喝酒聊天。有一天，他在朋友家吃過晚餐、也喝了酒，正準備起身回家時，突然心肌梗塞昏倒了，朋友緊急將他送往某大醫院，並聯絡他的哥哥。經過急救後，不幸成為植物人，但因為他是單身加上父母已故，在加護病房、一般病房治療一段時間後，不得不移往安養中心。剛開始，哥哥、嫂嫂、朋友、同事都經常去看他，但漸漸地來看他的人越來越少，幾年之後就很少有人去探望。數年前他樂觀、開朗、談笑風生，如今表情空洞、面容呆滯，很難想像他原來的面貌。**現在整天躺在冰冷的病床上，不能動彈、無法言語，只能面對慘白的天花板，如果他還能表達，應該會很不滿意目前的狀態吧！**

像這樣的故事，其實常常發生在我們身邊。現在的工商社會、醫學發達，很多重病患者（包含腦中風），經過救治後卻成了植物人，甚至是無法自行呼吸、必須長期依賴呼吸器維生的可憐人。現在的小家庭，人口簡單，多為雙薪家庭，忙於工作，分秒必爭，實在沒有多餘的人力照顧病人，於是這類必須依賴人力照顧的患者，大多數被送往安養中心、老人療養院或是長期住在醫院裡。但這些機構良莠不齊，有的環境還不錯，有的卻臭氣熏天；護理人手不足，常常引起褥瘡（這類病人必須每兩小時就翻身一次，否則很容易產生褥瘡），衛生差的甚至感染疥瘡，也曾多次看到病人耳中爬出果蠅的蛆，更甚者，有些病人肢體攣縮、四肢嚴重變形到死後必須用特製的四方形棺木才能順利將遺體放進去，非常悲哀。**這一切，對病人和家屬來說都是很大的折磨。**

根據時報周刊民國九十七年一五六八期報導，**全臺灣有六十五萬人需要照護，重症患者拖垮全家，間接拖垮五十八萬戶以上的家庭，平均每十二個家庭就有一個家庭，因家人而面臨身心及經濟的煎熬。**

在英國體系的國家，如澳洲、紐西蘭、新加坡、香港等，對於嚴重腦中風呼吸衰竭的老年人，是不可以急救的，因為即使救回來，老人家的生活品質也不好，這些國家是這樣地在保護那些病重的國人，不要讓他們的生命在最後的階段，過著受苦、受難，沒有品質的生活。

反觀臺灣，許多醫師在學生時代沒有上過生命倫理、生死學等相關的課程，老師只教導醫學生將來如何去治療病人、如何去急救，不曾提及「病人應該保有善終的權利」這件事。以致於遇到無法醫治的病人，即使知道插管只是拖延死亡而已，很多醫生還是會問：「要救嗎？要救就要插管，不插會死哦！」家屬聽到沒救會死，當然就會說：「一定要趕快急救、趕快插管！」醫師卻沒有告訴家屬急救的後果將只是延長死亡的過程，病情是不可能好轉的。有很多的家屬，事後看到病人變成植物人或是腫脹變形的遺體都很懊惱，因為這樣的結果，並不是家屬想要的。

在臺灣，葉克膜、呼吸器、洗腎等設備的使用率，都是全世界最高的，為什麼會這樣？那都是因為健保有給付，加上錯誤的醫療觀念及行為所造成。根據監委黃煌雄的調查，健保實施至民國九十八年底，醫療費用總共支出高達五兆元，其中呼吸器與洗腎費用相對偏高，兩者占健保人數比率約百分之零點三，卻佔總支出金額的百分之十二點五五。很多洗腎患者的生活品質也很好，仍可過著一般正常的家庭生活，這樣的情形健保給付是有意義的。有的腎友還能上班，對社會貢獻良多。

呼吸照護患者約三萬人，一年要花費兩百五十億元；這些患者多半是末期病人，住院

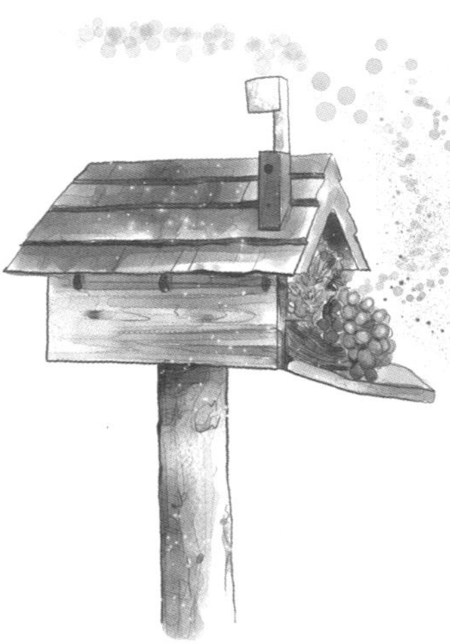

一天至少要花健保三千五百元以上，有部分患者住院長達一年以上，一位患者一年就要花掉健保一百三十萬元以上。事實上長期使用呼吸器超過十年的也不少，這類的病人絕大多數是意識不清的植物人。我見過很多更悲慘的情況是——癌症末期合併缺氧性腦病變（意識昏迷）、呼吸衰竭、腎臟衰竭，有的醫生還配合家屬要求，安排這種患者長期使用呼吸器和洗腎，這樣折磨病人實在不道德，也浪費很多的醫療資源，這就是無效的醫療行為造成不當的醫療耗用。

無效的醫療行為而健保仍給付，這不是這類病人的福氣，因為有健保的支付，這類的患者才會被折磨得這麼久、這麼慘。**健保原本是要保障國民的就醫權利，促進國人健康，立意良善，但是沒有良好的規範來限制無效的醫療，這時的健保就成了剝奪病人善終的最大禍首。**

根據研究指出，民國八十九年至九十三年，臺灣往生者臨終前一年的醫療費用，平均每年高達三百零九億元，其中死亡前半年，更佔了百分之八十。這當中有許多是不當的無效醫療支出，如果這些費用省下來作為學童預防近視、預防蛀牙、疾病預防、癌症篩檢、健康行為的推廣等，不是更有意義嗎？

臺灣目前生育率是全球最低的國家，九十八年度的嬰兒出生人數僅有十九萬一千三百多人，生育率為一點零三人。國人平均壽命延長，而現在的家庭大多只生一個、二個小孩，甚至是不生育的，以後我們都只好去住安養院了，因為沒有多餘的人力可以在家照顧老人；而這樣的小家庭，孩子長大以後，一個人就得背負爺爺、奶奶、爸爸、媽媽的生活費或安養費，這是多麼沉重的負擔啊！這是我一直引以為憂的，我們的國人、社會的菁英、醫生、執政者更不能忽視它的嚴重性，需要儘快擬出解決方案，刻不容緩。

無效的醫療不要再延伸，如此就可以減少很多可憐的病人，也同時可以減少很多社會的問題。

號稱人間仙境的紐西蘭

當一個人情況不好時，醫生為他插氣管內管，
這時候醫生是扮演著上帝的角色；
當病情已經無法救治時，
醫生為病人拔除氣管內管等維生設備，
這時醫生只是對外宣誓不再扮演上帝的角色，如此而已。

我曾經在自由時報電子報上發表過一篇〈在紐西蘭看拔管〉的文章，在多篇留言迴響中，有一位署名「小護士」的網友寫下這樣的內容：

阿丹醫師，看到這篇文章，我真的是心有戚戚焉。在加護病房這樣的戲碼不斷地上演著，十多年前在加護病房的淒厲詛哭聲，我到現在都還記得，是個年輕太太的哭聲讓初入職場的我知道原來呼吸是要錢的……。自從實施全民健保後，這樣的戲碼少很多，但苦的卻是在後頭。很諷刺的是現今的醫療健保資源，竟讓第一線的我們身陷醫療困境，因為我們正在塑造一個二十年後真正落實在我們身上的醫療照顧模式，值得大家省思。南丁格爾曾說：「管理不好的醫院，是病人的刑場，只要我一息尚存，我就要為醫院改革而戰，一個醫院錯誤的管理比疾病還可怕。」

這篇留言讓我印象相當深刻，在我心目中，護士不是小護士，而是「大護士」，像這樣懂得關懷臨終病人的護士們，可以發揮南丁格爾的精神，影響周邊的人，讓醫師、家屬能多為病人著想。而一所「管理良好的醫院」，是許多醫護人員的期盼，更是廣大病患、家屬的福氣。

在九十八年四月，我有幸公費前往紐西蘭奧克蘭城市醫院的加護病房ＤＣＣＭ擔任一個月的觀察醫師，看他們如何照顧生命末期的病人，如何執行維生設備的

「不給予和撤除」，對應臺灣目前的醫療現況，真是感觸良多。

紐西蘭號稱人間仙境，是全世界排名第四安全的國家，社會福利相當好。DCCM曾從全世界一百多個加護病房營養的評比中脫穎而出，獲得冠軍的殊榮，也是美國人類學家Joan Cassell女士出版的「Life And Death In Intensive Care」（中文譯本名為《走進加護病房》）中所提及的紐西蘭加護病房（著作這本書時，該加護病房尚未改建，我去年去參觀時已是全新的建築，醫療設備相當先進），她對這個加護病房讚歎不已，DCCM的所有工作人員都有共識，那就是謀求病人最大的福利，他們絕對不會延長病患死亡的過程，對維生設備的使用與撤除的時機，有共同的認定標準。在那裏的病人受到醫療人員真心、熱誠的對待，病人的生活品質與最大利益（不是家屬的最大利益），是重症專責醫師最在意的事。

紐西蘭的加護病房床數，每十萬人口約有四點五床，臺灣則是十八點二床，相較之下紐西蘭的加護病房是很少的，但是他們的人員配備是非常充足的。以DCCM這個加護病房為例，十七床的加護病房就有八位主治醫師和八位進修醫師以及

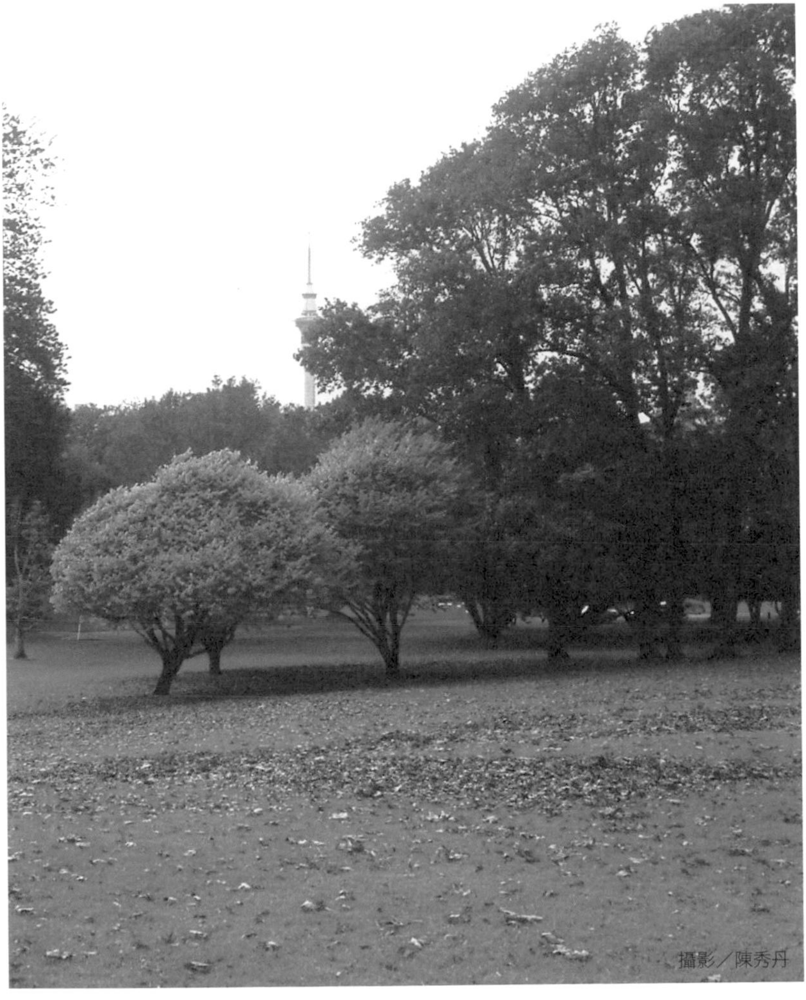

攝影／陳秀丹

紐西蘭是全世界排名第四安全的國家，
在那裏的病人受到醫療人員真心、熱誠的對待，
病人的生活品質與最大利益，是重症專責醫師最在意的事。

八十幾位護士，另外還有營養師、放射師、幫忙翻身的工作人員及清潔人員。以臺灣醫院的人員配備根本不可能這麼充裕，差距有如天壤之別。像臺灣加護病房目前一位護理人員需照顧二至三床的病人，為了應付醫療評鑑，紙上作業太多，病人照顧品質相對無法顧及，常有病人自拔氣管內管，甚至產生褥瘡的情形。

紐西蘭加護病房的醫師，扮演守門員的重要角色，他們開會討論哪些病人可以進入加護病房、哪些病人不可進入。原則上，只有那些可以從加護病房的照顧下，獲得益處的病人才可進入，或者當時還不能確定是否可以因為加護病房的照顧而獲得利益者也可以進入。如果病人的情況不管在病房或是在加護病房，都一樣會死亡的，這類病人，在急診時就會被轉到其他安寧醫院，或是待在一般病房。像臺灣加護病房常見的多次腦血管病變長期臥床的患者，這類肺炎合併呼吸衰竭的病人，在紐西蘭是不會被急救的，更不可能住進加護病房。

若預估病人即將死亡，則死亡前幾天或前幾小時會進入「Liverpool care pathway」。這是一個跨國的研究計劃，希望經由這樣的路徑，讓即將往生的病人，能沒有痛苦地走完人生的最後一程。這個路徑，可以經由會診緩和照顧小組的醫療夥伴來幫忙。

能進入加護病房的病人，每班由一位護理人員照顧，還有支援護士等其他工作者幫忙，護理人員能一對一陪病人說話、抽痰；醫師會給病人適量的鎮靜劑與止痛藥，即使敗血性休克使用升壓劑時，也會持續用嗎啡類藥物止痛。病人極少被約束，即使被插入氣管內管，也很少有自拔氣管內管的事發生，就我觀察的四週看來，沒有發生過一次那種情況。護理人員告訴我，在這個加護病房不會有褥瘡的問題產生，因為病人都得到很好的照顧。讓病人及早經由腸道灌食及下床坐在沙發椅上活動，是最讓我感動的服務項目之一。每天病人都會下床，即使呼吸衰竭、插著一支氣管內管也是如此。加護病房醫護人員的紙上作業極少，他們重視的是實際的病患照護，病人生活的品質與尊嚴受到極大的保障。

一旦確認病人的病情無法控制，死亡已是無法避免，醫師會召開家庭會議，告知家屬取得共識，然後進行呼吸器、洗腎等維生設備的撤除。在很罕見的情況下，若經由家庭會議仍得不到家屬的共識，醫師們還是會將維生設備等移除，理由是**「我們不能做愚蠢的事」**，**「延長死亡時間只會給病人帶來痛苦，這絕對不是病人**

所希望的。」醫護人員能為這樣的病人移除痛苦，他們也覺得很欣慰。我的指導老師James Judson告訴我：「當一個人情況不好時，醫生為他插氣管內管，這時候醫生是扮演著上帝的角色；當病情已經無法救治時，死亡是必然的，醫生為病人拔除氣管內管等維生設備，這時醫生只是對外宣誓不再扮演上帝的角色，如此而已。」

紐西蘭的法律似乎不太碰觸病人死亡的議題。曾經有一個案例是醫師擔心撤除維生設備會違法，於是醫師提出自訴狀到法院，法官的判決是──「**呼吸器不是與生俱來，它不是生命的必需品，即使病人因拿掉呼吸器後死亡，也不是醫師造成的，而是疾病本身。**」在紐西蘭行醫，不必背負像臺灣那樣大的醫療糾紛壓力，若病人或家屬認為醫師做了不適當的行為，可以向某個機構提出申訴；若該機構認定醫師真的有不適當的行為，則由國家負責賠償；視情況醫師可能會被該機構判定再教育，但不必直接面對家屬，更不必面對刑責。

反觀臺灣的醫師在做醫療決策時，常常因擔心日後被家屬告，不敢捍衛病人最大利益，為迎合家屬意見而做出許多對病人無益、甚至有害的醫療措施，**醫護人員**

彼此心照不宣，所有的處置只是在治療家屬而已，病人痛苦地維持一口氣只是為了滿足家屬的自私，但這已經大大地傷害了病人與醫療團隊，醫療資源也被浪費了。

若遇腦死的病人，紐西蘭的重症醫師會很快地召開家庭會議，一旦徵得家屬同意做器官捐贈，器官移植手術即迅速進行。若家屬不同意做器官捐贈，或病人生前也沒有表示要做捐贈，則在告知家屬後進行維生設備的撤除。因為醫療資源運用得當，在紐西蘭DCCM接受肝臟移植的病人，平均只在加護病房兩天就可以轉到一般病房，要做到這種成績，臺灣還有很多需要改變及努力的。例如不做不當無效的醫療，就能省下極龐大的經費及人力，將這些資源集中在潛在可以治癒的急症、重症患者，而那些臨終的人們也可以得到善終。生命尊嚴被重視，醫療品質大幅提升，醫療資源合理分配，大家都是贏家。

自紐西蘭觀察四週後，本人衷心地期盼：

1. 法律儘速修改，讓醫療回歸本質，保障醫生有權利及義務站在病人最大的利益來考量，不做不當的無效醫療，效法先進國家制定維生設備的不給予以及維生設備的撤除時機，讓無法救治的病人可以自然往生，求得善終。今後健保局也可以明定，哪些情況不可使用呼吸器、維生設備等，否則不給付，也可以明定呼吸器的使用期限，如超過某一合理期限仍無法脫離呼吸器，若家屬不同意維生設備的撤除，則必須自行負擔所有的醫療費用。

2. 目前的醫療評鑑，要求的文書作業過多，加重醫護人員的工作負擔，剝奪醫護人員照顧病人的時間，對有心照顧病患的醫護人員及病人本身，都沒有好處。工作壓力大又沒有成就感，使得加護病房的護理人員流動率大，也流失了許多優秀專業的護理人員。醫療評鑑內容有必要修正。

3. 加強醫學生和醫生的醫療倫理教育，強調醫師不只要救人，也要讓病人保有善終。一味地用先進醫療設備拖延病人死亡的過程，是不符合醫療倫理的。

4. 生命教育要從孩提開始教起，加強社會大眾對死亡的認知；愛惜生命、尊重生命、活在當下。末期病人的死亡不代表醫療失敗，也不是最差的結果。教育社會大眾正當使用心肺復甦術的時機，並不是所有臨終的病人都必須被ＣＰＲ。

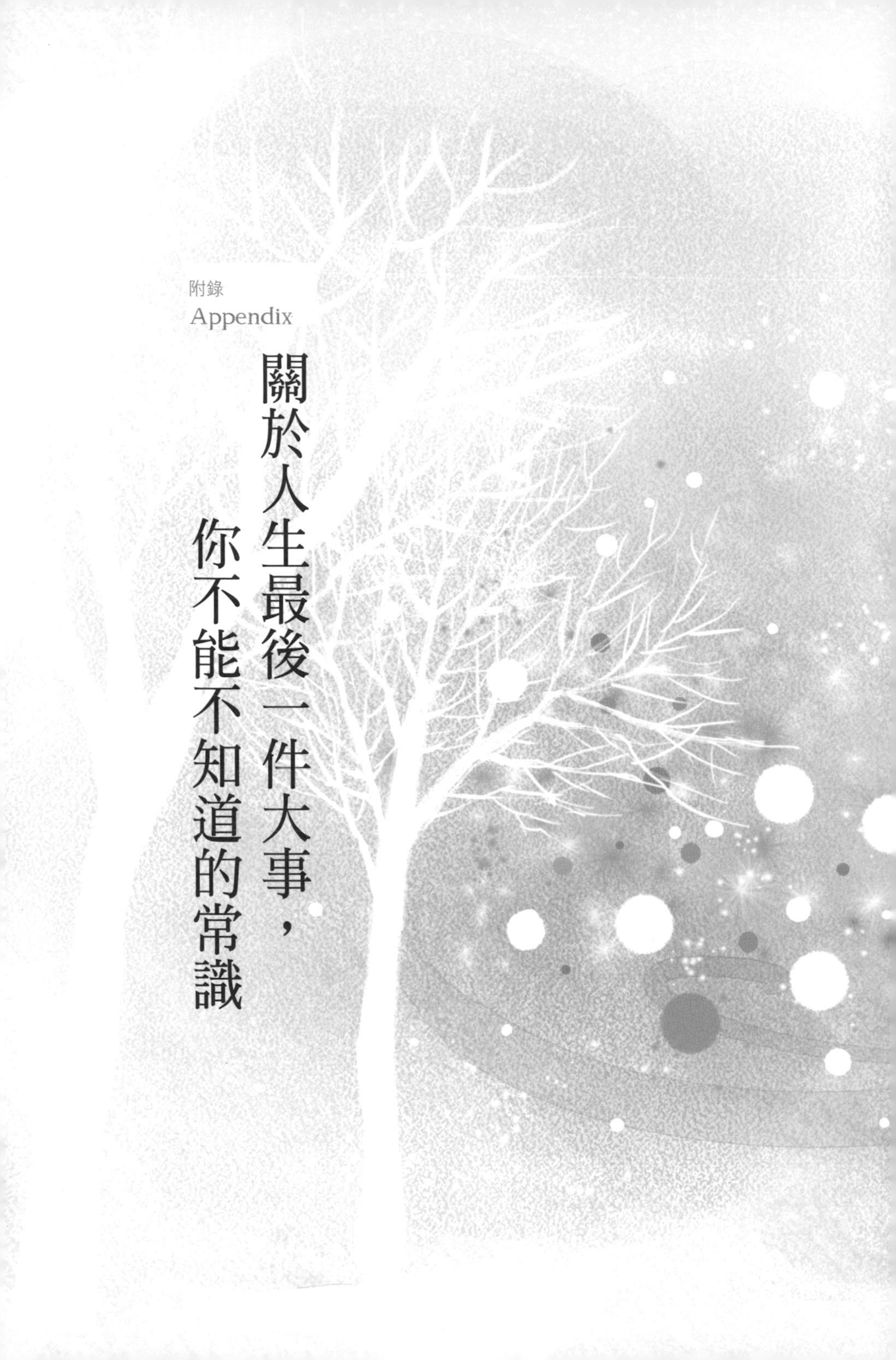

附錄
Appendix

關於人生最後一件大事，你不能不知道的常識

你不知道的醫療真相

●常見的急救步驟？

送到醫院急救時，通常是一群醫護人員一起幫忙，主要的基本動作包括下列幾項：

1. 插氣管內管，使呼吸道保持順暢，並給予氧氣。
2. 心律轉換術或去顫術（電擊）。
3. 循環之支持。
4. 建立及維持靜脈注射路徑。
5. 特殊程序之執行，如人工節律器及胸管置放。

當腦部缺氧二分鐘腦部活動停止，超過五分鐘即有不可逆性的損傷，超過十至十五分鐘神經細胞就會死亡，救回來也是長期臥床、意識不清的植物人。同時參與急救的醫護人員約五至六位。

何謂氣切？

氣切就是氣管切開術。一般人呼吸時，空氣從口鼻到咽喉，再到氣管，然後通往肺部。呼吸衰竭的病患，將氣管在頸部的位置切開一個洞，以通外界的空氣，可以避免意識昏迷者口腔的分泌物嗆入肺部，也可供長期抽痰使用，長期依賴呼吸器患者很多都必須要做氣切。

何謂葉克膜？

葉克膜（ECMO）體外維生系統是一種醫療急救設備，主要是由一個幫浦、氧合器和連接的管路所組合，它的作用是取代或輔助心臟及肺臟的功能，使身體的各種器官能得到充分含氧血液的灌流。

葉克膜的併發症包括：血栓的生成或出血，感染甚至引起敗血症或敗血性休克，機械性幫浦運轉造成紅血球的破壞而引起溶血，肢體末端因動脈插管造成的缺血甚至需要截肢，也會造成心肌的傷害或肺水腫等。

葉克膜雖然可以維持病人的心肺功能，但不能治病，只是讓醫療人員爭取更多救治時間，作為一個短期輔助及支援生命的系統。如果病人本身所罹患的是短期內不可能恢復或是無法治療之疾病，使用葉克膜就只是在延長病人的死亡過程，病人仍然會死於原本罹患的疾病，或葉克膜所導致的併發症。

●何謂臨終前症狀？

臨終病患多半會有的不適：躁動、時空混亂、語無倫次、疼痛、喘、呼吸困難、失眠、食慾不振、噁心嘔吐、水腫、便祕、腹瀉、衰弱、意識不清、咳嗽、失禁、身體異味等。

治療相關的數據圖表統計，說明「醫療有其極限」

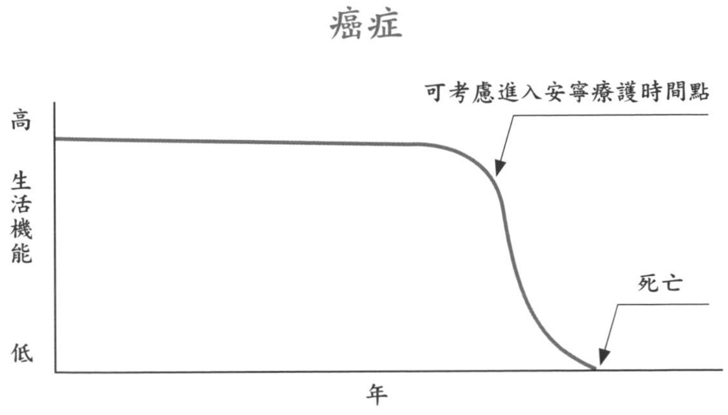

註：無法醫治的癌症發病通常數年，直到病情嚴重至死亡通常小於2個月。病情嚴重這段時間，病人身體會極度痛苦，安寧療護可以舒緩病痛，改善生活品質。

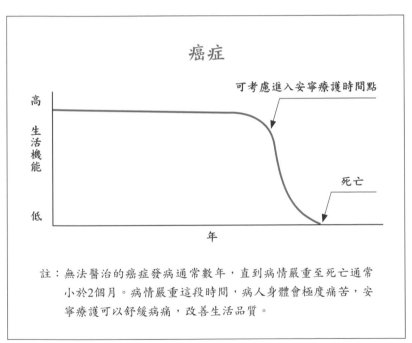

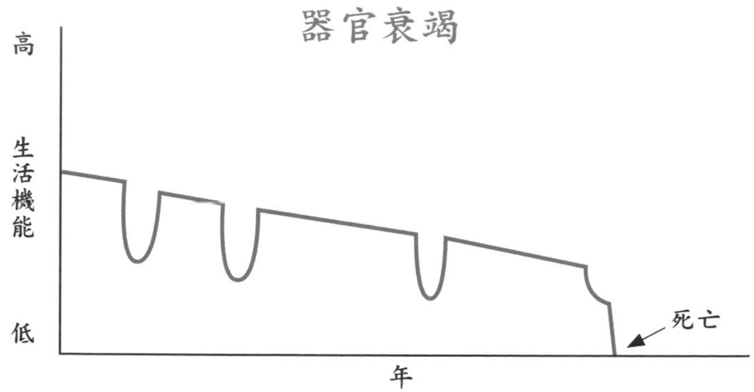

註：當病人自我照顧變得困難後開始反覆住院，生活機能也會逐漸低落，期間約2～5年，但通常病情嚴重至死亡的時間短暫，感覺就像突然死亡，因此家屬會感到意外而措手不及。

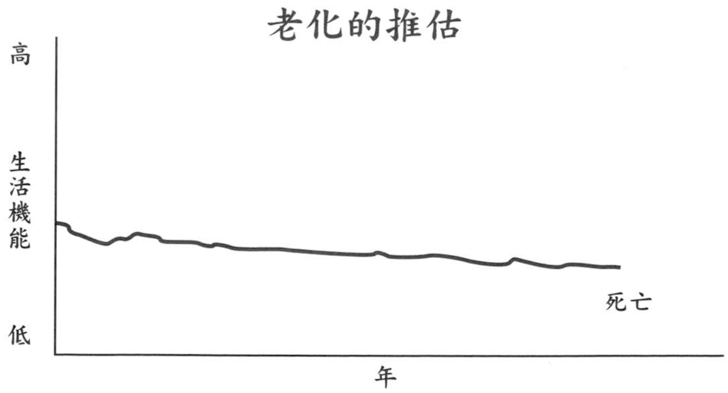

註：從行動、言語稍微遲緩開始，直到病人死亡約6～8年，病人間的個別差異性大。

2010年十大主要死因順位依序及死亡人數估率

十大死因死亡率排序	
惡性腫瘤	41,046人
心臟疾病	15,675人
腦血管疾病	10,134人
肺炎	8,909人
糖尿病	8,211人
意外事故	6,669人
呼吸道疾病	5,197人
肝病及肝硬化	4,912人
高血壓疾病	4,174人
腎疾病	4,105人

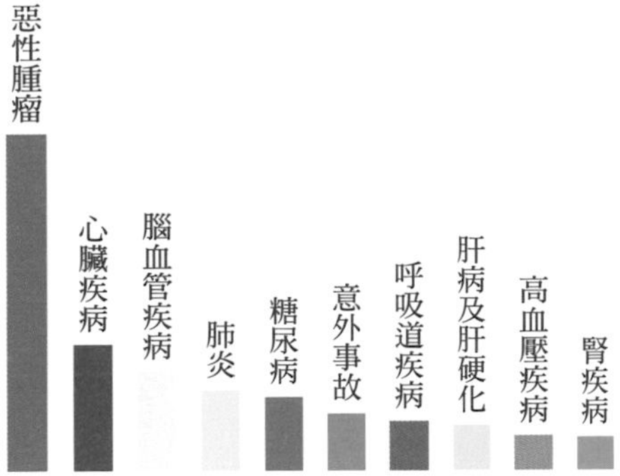

2010年十大癌症主要死因依各癌症粗死亡率排序

十大癌症死亡率	
肺癌	20%
肝癌	18.9%
結腸直腸癌	11.4%
口腔癌	5.8%
胃癌	5.5%
女性乳癌	4.2%
食道癌	3.8%
胰臟癌	3.6%
攝護腺癌	2.5%
子宮頸癌	1.7%

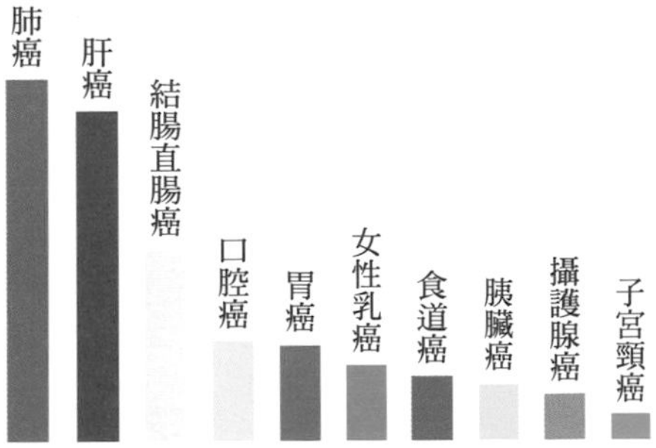

認識安寧療護

●何謂臨終關懷？

臨終時因身體器官逐漸敗壞，身體會疲累痛苦，面對即將的死亡，心裡會慌亂不安，讓臨終者以最舒適的姿勢休息，更要緩解身體的病痛。讓臨終者了解到死亡是必然的，引導臨終者說出內心的感受、對家人的期待、對後事的安排等，讓臨終者可以安心放下；若有宗教信仰，可依其信仰在旁祈禱，使其心靈有所依歸，趨向安穩喜樂的境界。病患的身、心、靈得到安撫，就能夠坦然接受死亡，身心祥和，無苦而終。

家屬面臨親人即將往生，也會有不安、不捨，做好心理上的輔導，也可以讓家屬坦然面對親人的死亡，屆時才不會手足無措。

何謂安寧療護？

安寧療護源於十二世紀的歐洲，當時信徒熱中去耶路撒冷參拜朝聖，但是交通不便加上路途遙遠，生病、飢餓在所難免，Hospice的休息站提供旅者補充食物及患者照顧，也收容孤苦無依的孩子。十九世紀交通發達，朝聖者往返便利，休息驛站就用來照顧無法治療的病人。一九六七年英國桑德絲博士，於英國成立聖克里斯多福安寧醫院，一九八七年，緩和醫療在英國正式成為一個醫學專科，研究及照顧病情嚴重、生命有限的病患，治療的重點是在維持患者的生命品質，而不是以治癒為目的。

世界衛生組織（ＷＨＯ）在西元一九九〇年將緩和醫療併入一般的醫療體系，在二〇〇二年最新的定義中指出，緩和醫療目標是改善病人及其家人的生活品質，方法是經由早期的診斷、治療與評估來幫助病人及其家屬面對會危及生命的疾病，必須包含治療疼痛與其他問題，包括身體、精神、社會與靈性方面的需求，這是肯定生命且認為死亡是正常的過程。

目前世界先進國家都有安寧緩和醫療的概念，以人性化照顧無法治癒的病人，協助他們在生命末期能有較舒適的生活，臨終不會刻意急救，讓患者得以善終。

照顧一位病人至少必須有家庭中的兩個成員參與，緩和照顧可以改善全世界每年超過十億人的生活品質。

●安寧療護介入的時機？

只要病患或是醫師認定有需要就可以進入。目前臺灣的健保對於安寧療護的給付有其認定的標準，癌症末期患者和八大非癌症末期患者，住院及安寧居家療護納入健保給付，也就是癌症、運動神經元疾病（漸凍人），老年失智、大腦病變（如中風、巴金森氏症）、心臟衰竭、慢性阻塞性肺病、嚴重肺纖維化、慢性肝病及肝硬化、腎衰竭末期等病患。健保支出每人每天定額四九三〇元，安寧居家療護則給付醫師、護理訪視費等項目。

●安寧療護等於安樂死嗎？

安寧療護不是安樂死，更不是放棄病人！

安寧療護是以緩和與支持療法，盡量讓病人感覺舒適。治療的目標從疾病治癒轉向症狀控制。安寧療護提供身心靈照護，讓病人與家屬能有愛與溫馨的感覺；當病情惡化，臨終時也不會刻意急救，讓病患得以善終。

「安樂死」是源自希臘文字，意思是美好的死亡。目的是在「消除一切痛苦」，有「好的死亡」或「無痛苦的死亡」的含意，是一種給予患有不治之症的人以無痛苦、或盡量減小痛苦而致死的行為或措施，一般用於患者出現了無法醫治的病症，對病人造成極大的痛苦或負擔，病患不願再受病痛折磨而採取結束生命的措施，經過醫生和病人雙方同意後進行。目前已立法容許安樂死的地方有荷蘭、比利時、美國奧勒崗州等等。

追求善終的準備

1. 努力地過好每一天，珍惜與家人的相處時光。
2. 善待自己的身體。
3. 做人生的規劃。
4. 預立醫囑：為求慎重，可以預立醫療委任代理人，並以書面載明委任意旨，於自己無法表達意願時，由代理人代為簽署，為自己做重要的醫療決定，例如是否要急救插管等，有萬全的準備，將來才不會臨時手忙腳亂，死得安心，親人無憾。也可以在健保ＩＣ卡上加註「安寧緩和醫療意願」，未來病危時就可免除不必要的急救措施；若心意改變，事後還是可以撤銷加註。有意簽署意願書可洽安寧照顧會（02）28081585預立安寧意願，不但可讓人安詳往生，也能節省不必要的醫療花費。
5. 預立遺囑，不僅錢財要分配，情感也要有所交代。

【後記】

來自紐西蘭的祝福

去年（二〇〇九年）有幸到紐西蘭奧克蘭城市醫院，受到James與Stephen等人熱情的招待與指導，深刻體認到他們所服務的加護病房為何能讓美國人類學家讚賞不已。James與Stephen等人一直在捍衛著重症病人的生命權益與尊嚴，從他們身上，我看到了醫者高貴的情操與充滿哲學的人生觀，也感慨紐西蘭這個國家對於醫界的支持、對生命尊嚴與生活品質的重視，讓醫師可以站在病人的最大利益，來服務患者，包括生與死。

可以邀請到這二位在世界各地推動優質重症醫療的前輩為本書寫序，是我莫大的光榮，本書第一版來不及放入他們的序，一直讓我感到十分惋惜，藉著這次再版的機會，經由推薦文，不僅讓我們看到紐西蘭醫界的想法與現況，也看見臺灣醫療未來努力的方向。

秀丹二〇一〇年十一月於臺北

Dr. James Judson

I have been fortunate to visit Taiwan on two occasions in the past, speaking about ICU Bed Management, Limitation and Withdrawal of Therapy, and Death, from the perspective of our healthcare system in New Zealand.

During these visits I was able to observe how ICU in Taiwan is used for patients that we would never submit to ICU in New Zealand because of considerations which include advanced biologic age, serious comorbidity, lack of physiologic reserve, poor baseline functional status, severe acute illness, heavy burden of treatment, low likelihood of ICU and hospital survival, anticipated long-term disability, anticipated prolonged ICU length of stay, heavy use of medical resource, and equity of access to available ICU resources. In New Zealand we tend to think that it is better for such patients to receive comfort care at the end of their life rather than intensive therapies that cannot really help them.

Dr. Shewdan Chen visited my hospital earlier last year. She saw how we organise our ICU and we had many discussions about differences in how patients are treated in our two countries. I was able to help introduce her to our hospital palliative care service and to visit a community hospice.

I was impressed by Shewdan's enthusiasm for and commitment to improving palliative care services in Taiwan and I am sure that her book will be interesting and thoughtful. I hope that it will advance and promote better use of palliative care services and intensive care services in Taiwan.

【推薦序】

Dr. James Judson

很幸運地過去我有兩次機會訪問台灣，分享從我們紐西蘭健康照顧系統的角度來看加護病房床位管理、維生設備的限制與撤除以及死亡等議題。在這期間我觀察到臺灣的加護病房是怎樣被用於在紐西蘭我們絕不會收進加護病房照顧的患者，因為考量包括生物學上年齡很大的人、嚴重的原有併發病、缺乏生理上的備用功能、很差的生活基本功能狀態、很嚴重的急性病、治療時造成身體很重的負擔、在加護病房和醫院極低的存活率、可預期的長期殘疾、可預期延長的加護病房停留、醫療資源的沉重負擔，以及加護病房資源使用的公平性等。在紐西蘭，我們傾向於認為讓這類病人在生命末期接受舒適的照顧比較好，而不是讓病人待在對病人沒有真正幫助的加護病房。去年，秀丹醫師訪問我服務的醫院，她看到我們如何組織加護病房，我和她也做了很多關於病患在我們這兩個國家治療差別的討論。我向她介紹我們醫院的緩和治療服務，並且訪問一家社區安寧醫院。

秀丹的熱忱和承諾促進臺灣緩和醫療照顧，讓我印象深刻，我相信她的書是有趣且值得深思的。我希望這本書可以促進臺灣更好的緩和照顧利用，以及加護病房的服務。

●本文作者為紐西蘭奧克蘭城市醫院前DCCM主任，現為紐西蘭奧克蘭城市醫院重症醫師。

Dr. Stephen Streat

There have been great advances in intensive care medicine over the last 50 years. Intensive care medicine provides support to temporarily failing organ systems while the patient heals, if that healing is possible. Many patients who would previously have died of life-threatening but reversible conditions now recover and lead long and healthy lives. This success led to the use of intensive treatments for more and more patients, including some with conditions which are subsequently found to be not reversible. Because accurately predicting the outcome of an individual patient is often impossible at the beginning of an illness, it is very reasonable to initially treat intensively patients who might possibly recover, even while knowing that some of them will not. However, after a period of intensive treatment, often a few days or so, it becomes much clearer whether the life-threatening condition is reversible or not. If recovery does not occur but intensive treatment is continued, some patients can survive for long periods of time but still never recover, and during this time there can be great suffering, both for them and for their family.

Intensive care doctors and nurses see the tragedy of this suffering and have a professional responsibility to bring their compassion and wisdom to these patients and their families. Our own practice often involves withholding or withdrawing intensive treatments from such patients, with the understanding and agreement of their family, while at the same time ensuring that the patients and their family are cared for in a gentle and attentive way. Dr. Shewdan Chen has courageously written this book to encourage us all to consider how we would wish to be treated under these circumstances and to discuss this within our own families. I highly recommend this book to you.

【推薦序】

Dr. Stephen Streat

過去五十年來，重症醫療已有了很大的進步。重症醫療可針對病人暫時衰竭的器官提供幫助，不過必須是在「患者可治癒」的前提下進行。許多患者雖然面臨生命威脅，但由於已預知其病況是「可逆」的，經救治後也能重獲健康。這些成功的案例，讓重症醫療被運用到愈來愈多的患者身上，甚至包括部分已知是「不可逆」的患者身上。在患病初期，要精準地預測患者的治療成果，往往是不可能的，但要預測一位已接受重症醫療的患者是否能夠康復，通常只要經過數天，醫師就可很清楚地判斷患者是屬於「可逆」或「不可逆」。假如已知是不可逆，卻仍持續進行醫療，也許部分患者可以再維持一段時間的生命跡象，但最終仍將死亡，但在這段時間內，患者及其家屬都會承受極大的痛苦。

重症醫師及護士們，看到這種痛苦的悲劇，有專業職責必須將他們心中的悲憫與智慧，傳達給患者及其家屬。對於這類病人，我們的臨床操作包含維生設備的不給予和撤除，透過家庭會議，讓家屬清楚知道也同意這樣的處置。同時也確保我們的病人和家屬都能獲得溫和及細心的照顧。秀丹醫師勇敢寫下這本書，讓我們去思考，當面臨這種情境時，希望自己是如何被對待、如何和我們的家人討論這件人生大事。由衷為您推薦這本書。

●本文作者為紐西蘭奧克蘭城市醫院重症醫師、紐西蘭器官移植臨床指導、奧克蘭大學外科副教授，在紐西蘭器官移植的政策與實務推動上有很大的貢獻。

●國家圖書館出版品預行編目資料

向殘酷的仁慈說再見：一位加護病房醫師的善終宣言
／陳秀丹 作：陳秀琴 文字整理.--初版 --臺北市：三采
文化，2010.11〔民99〕面：公分.--（FOCUS：28）

ISBN 978-986-229-365-2（平裝）

1.安寧照護 2.生命終期照護 3.死亡 4.通俗作品

419.825 99019229

suncolor
三采出版集團

FOCUS 28

向殘酷的仁慈說再見

一位加護病房醫師的善終宣言

作者 陳秀丹
撰文整理 陳秀琴
主編 石玉鳳
文字校對 渣渣
美術編輯 藍秀婷 陳育彤
封面設計 藍秀婷

發行人 張輝明
總編輯 曾雅青
發行所 三采文化股份有限公司
地址 台北市內湖區瑞光路513巷33號8樓
傳訊 TEL:8797-1234 FAX:8797-1688
網址 www.suncolor.com.tw
郵政劃撥 帳號：14319060
戶名：三采文化股份有限公司
初版發行 2010年10月27日
18刷 2023年6月20日
定價 NT$280

suncolor

suncolor